DU

RAMOLLISSEMENT DES OS

ET DES

MOYENS D'Y REMÉDIER.

DU

RAMOLLISSEMENT DES OS

ET DES

MOYENS D'Y REMÉDIER

PRÉCÉDÉ D'UNE LETTRE

DE M. P. A. PIORRY

Professeur de Clinique à la Faculté de Médecine de Paris.

PAR LÉONCE SOULIGOUX.

PARIS

ADRIEN DELAHAYE, LIBRAIRE-ÉDITEUR

RUE DE L'ÉCOLE-DE-MÉDECINE, 23.

1866

A MONSIEUR

LE PROFESSEUR PIORRY

HOMMAGE

DE RESPECT ET DE RECONNAISSANCE.

LÉONCE SOULIGOUX.

LETTRE

DE

M. LE PROFESSEUR PIORRY,

A M. LÉONCE SOULIGOUX.

Mon cher élève,

Il serait singulier que la vive reconnaissance dont vous offrez l'hommage à celui que vous appelez votre maître l'empêchât d'accepter la dédicace de votre livre. Croyez qu'en toute circonstance je chercherai à vous être agréable. D'ailleurs votre ouvrage défend des doctrines qui, selon moi, sont les plus vraies et les plus utiles, et si vous mettez parfois à cette défense une chaleur très-vive, on ne saurait y voir autre chose que l'accent de la plus sincère conviction.

La vérité, mon cher élève, sort toujours victorieuse des luttes que soulèvent contre elle les mauvaises passions. Rappelez-vous aussi que l'indépendance, la fermeté et la décision sont les meilleures armes de tout homme qui aspire à faire triompher les opinions dont les faits lui ont démontré la justesse.

Les parties de votre livre que vous m'avez communiquées sont toutes pratiques et me paraissent dignes de vous, c'est-à-dire d'un de mes meilleurs élèves.

P.-A. Piorry.

Paris, le 22 juin 1866.

DU

RAMOLLISSEMENT DES OS

ET DES

MOYENS D'Y REMÉDIER.

§ 1. Définition.

Malgré les variantes de leurs doctrines, les auteurs de presque tous les systèmes nosologiques donnent à peu près la même définition à la prétendue entité morbide dite *rachitisme*, et à l'*ostéomalacie* ou *ostéomalaxie* ramollissement des os chez les adultes. Nous suivrons, sur ce point, les errements de nos devanciers, et cela d'autant plus volontiers que nous n'admettons pas les différences sur lesquelles reposent et l'ancienne nomenclature et les classifications scolastiques les plus généralement accréditées dans le monde médical, à l'endroit de cette altération organique du système osseux.

Cette profession de foi que nous nous hâtons de faire, est la base sur laquelle nous édifions ce modeste travail ; nous ne nous dissimulons pas les difficultés qu'elle peut nous susciter, car les principes qu'implicitement elle renferme sont la pierre d'achoppement contre laquelle butte à chaque instant, dans la pratique, la vieille dame Routine qui se porte encore très-bien pour son âge, malgré les rudes coups que lui prodiguent sans trêve la raison et l'expérience clinique. Nous savons, en effet, que celui-là est mal reçu, dans le domaine de la science, qui vient, en réformateur d'abus, saper avec le bon-sens les vieilles théories, les idées surannées, les opinions préconçues profondément ancrées dans l'esprit, et dont l'habitude invétérée, forte de la sanction des siècles passés, a toujours prétendu sauvegarder l'inviolabilité contre les atteintes de l'avenir.

Mais disciple fervent d'une école intelligente et progressive qui fait tous les jours de nouveaux prosélytes, nous n'avons plus à craindre aujourd'hui un échec jadis inévitable, en arborant un drapeau qui a déjà remporté maintes légitimes victoires. Que nos prêtres d'Isis crient à la profanation ! Il nous convient de suivre, dans les limites de nos faibles moyens, ces réformateurs, ces princes de la science à la tête desquels nous plaçons un maître vénéré. Les Piorry, les Bouillaud, les Monneret, les N. Guillot, les Velpeau, les Depaul, les Nélaton, les Cruveilher, etc., etc... sont d'assez bonne compagnie pour qu'on désire même succomber avec eux, s'il était possible qu'ils succombent, si les lumières de la civilisation ne leur eussent garanti les succès les plus brillants et les plus durables, en dépit des préjugés de l'ignorance ou des intrigues de la mauvaise foi.

Qu'est-ce en définitive que le Rachitisme et l'Ostéomalacie, sinon une monorganie identique, un même état morbide auquel se relient plusieurs altérations ou lésions (causes ou effets), presque aussi variables que le sont les idiosyncrasies, les prédispositions, les circonstances héréditaires ou fortuites, etc., etc., qui peuvent venir modifier l'organisme en santé ou en maladie? Si la pathogénie du ramollissement des os ne paraît pas être la même dans la première enfance et chez les adultes; si, dans ces deux périodes de la vie, la marche dépendante de l'affection primitive, ou si les états morbides consécutifs qui se rattachent à l'étiologie de la maladie primordiale et à cette maladie elle-même sont différents entre eux, s'en suit-il que l'altération osseuse caractérisée par le ramollissement des os ne soit pas une même chose dans les deux cas? oserait-on dire du reste que cette organopathie ne peut reconnaître la même cause, quel que soit l'âge de l'individu sur lequel on l'observe? En résumé, il y a, à notre avis, inconséquence évidente, pour ne pas dire plus, à chercher, à grand renfort d'imagination, dans l'âge des sujets, dans la marche de la maladie, dans un traitement souvent arbitraire et peu raisonné, des différences qui tendraient à séparer le rachitisme de l'ostéomalacie, à en faire deux *individualités* morbides, alors qu'on leur reconnaît une identité complète au point de vue de la lésion des os que l'on considère, chez l'enfant et chez l'adulte, comme la maladie principale, l'entité-type, si je puis m'exprimer ainsi. C'est en se basant sur des considérations de ce genre qu'on a établi ces classifications prolixes dont la règle est sans cesse en contradiction avec le bon sens : Ainsi le ramollissement des os du rachis, chez un homme fait, ne constitue pas le rachitisme, tandis que cette altération de texture répond à cette appellation chez l'enfant, alors même que la colonne vertébrale n'est pas intéressée, et vice versa pour l'ostéomalacie.

Qu'est-il résulté de cette inqualifiable manie de constituer en unités des collections d'organopathies essentiellement dissemblables sur chaque malade et à les étiqueter, dans le cadre nosologique, comme des espèces simples, par des noms tirés quelquefois d'un symptôme, quelquefois pris au hasard, et le plus souvent impropres ou ridicules? Un empirisme irrationnel essayant à tâtons toute la pharmacie des Arabes ; et doit-on beaucoup s'étonner des insuccès de cette thérapeutique qui, au lieu de se fonder sur l'observation clinique, sur l'étude anatomique, physiologique et plessimétrique des organes malades, poursuit, dans son obscurantisme, cette antique utopie, ce sophisme médical, la maladie unitaire, l'entité morbide, rêve creux enfanté par le vitalisme, insaisissable fantôme invoqué sans cesse depuis Hippocrate jusqu'à nos jours.

C'est ainsi qu'à l'occasion du rachitisme et de

l'ostéomalacie, agissant comme celui qui, voulant résoudre un problème, ne tiendrait aucun compte des termes connus, on étudie en masse la lésion organique, les symptômes prodromiques, primitifs, secondaires, complicants et accessoires, magma aussi confus que l'unité cherchée !

A ce propos, nous pourrions rappeler cette célèbre discussion académique, dans laquelle M. le professeur Piorry a si victorieusement réfuté les arguments d'un adversaire sérieux, au double point de vue de l'érudition et de l'art oratoire ; mais il nous faudrait froisser peut-être des susceptibilités peu bienveillantes dans les représailles et pénétrer, sans fruit pour nos idées, dans le champ épineux des personnalités. Vouloir détourner de leur voie ceux qui s'obstinent à rester sourds, en dépit de leurs oreilles, et qui, soumis au frein de la routine, préfèrent suivre l'ornière du passé, serait du reste perdre notre temps, comme le dit Horace ;

> . . . . . . Ut si quis asellum,
> In campo doceat parentem currere frænis.

En somme, et pour conclure : tous ces états morbides qu'on désigne sous les noms de rachitisme, d'ostéomalacie, de mal vertébral de Pott, etc., se résument, quant à la lésion organique du système osseux, en une perte ou en un manque de sels calcaires avec développement excentrique du parenchyme celluleux, gorgé de plus de sang qu'à l'état normal. Bref, cette altération, qu'elle soit due à une *inflammation*, à une *imperfection des fonctions assimilatrices*, que la cause en réside ici ou là, n'est, pour nous, qu'une même organie caractérisée par le ramollissement partiel ou total du squelette.

Qu'à l'exemple de plusieurs auteurs, on veuille désigner cette lésion dans laquelle *les parties dures* perdent de leur consistance normale, par un mot composé tiré du grec et qu'on prenne le nom déjà connu d'*Ostéomalacie* (de ὀστεόν, os, et de μαλακὸς, mou) soit; pourvu qu'on l'accepte avec toute sa valeur, ou, en d'autres termes, qu'on lui laisse dire tout ce qu'il veut dire. Pour nous, nous en préférerions un autre, si nous avions le choix, c'est-à-dire, s'il existait une autre dénomination plus convenable; car il est difficile d'oublier que cette expression, heureuse quant à l'étymologie, est coupable d'avoir vécu en bonne intelligence avec le mot vague de rachitisme qui ne peut signifier tout au plus qu'une maladie *quelconque* du rachis et auquel elle a laissé longtemps et sans conteste la jouissance usurpée, illégitime, d'une bonne partie de ses domaines. Nous aurions de plus une meilleure raison pour ne l'admettre qu'à regret, c'est qu'elle n'a été conservée, en définitive, que pour servir à constater, par une *division méthodique*, non-seulement une affection qu'on a voulu différencier du rachitis, mais encore la doctrine de l'*entité morbide* qu'on ne peut systématiquement accepter aujourd'hui, sans prouver une lacune dans son éducation médicale ou dans la justesse de son esprit.

§ II. Historique.

En faisant un historique *du ramollissement des os*, nous respectons une coutume établie pour tous les livres qui ont la prétention d'être écrits avec méthode. C'est une érudition de dictionnaire et rien de plus. Mais il n'est pas indifférent de suivre, dans un rapide exposé, les phases diverses qu'a subies l'histoire d'une maladie, avant l'état au point de vue duquel on la considère aujourd'hui. De plus, il est bien de ne pas oublier les noms des hommes de progrès qui l'ont étudiée d'une manière spéciale, quelles que soient du reste les opinions qu'ils ont émises à son sujet; car de leurs acquis, de leurs données, la science a profité pour élucider la question et continuer l'œuvre commencée. Nous abrégerons autant que possible cette abstraite énumération de noms et de faits qui n'a que peu de filiation avec le but de notre ouvrage.

D'après Pinel, Glisson, professeur à l'Académie de Cambridge, est le premier qui ait publié, en 1671, quelques notions élémentaires sur l'affection qui nous occupe. Boerrhaave, Van Swieten, Mayow, J.-L. Petit, Portal ont repris cette étude incomplète. Plus près de nous, Guersant, dans le *Dictionnaire de médecine*, Barrier, M. Rufz dans *la Gazette médicale de* 1834, M. Jules Guérin dans le même journal, en 1839, se sont tour à tour occupés de cette question. Mais, dans le champ de leurs recherches où ont germé quelques vérités nouvelles, les uns ont semé, les autres ont cultivé de concert plusieurs erreurs capitales en pleine floraison, parce qu'ils n'ont pu se résoudre à défricher, à retourner complétement le vieux terrain avant de l'ensemencer.

D'autres auteurs, à différentes époques, ont travaillé les mêmes idées avec la même incurie; ce qui n'était pas la faute de leur talent, mais celle des influences tenaces dont nous avons parlé dans le précédent paragraphe, lesquelles les travaillaient eux-mêmes à leur insu. Exemple : Forget (1836 *Journal hebdomadaire*) ; Bostock, M. Schaw dans *les Transactions médico-chirurgicales de Londres;* Rillet et Barthez, — Barthez le défenseur du principe vital abstrait, individualisation de l'abstraite *irritabilité* hallerienne... etc., etc. ; et bien d'autres.

Tous ou à peu près ont considéré le ramollissement des os comme dépendant d'une maladie interne à laquelle ils ont conservé bon gré mal gré le nom de rachitisme, et dont toute l'économie serait le siége : altération de nutrition de nature inconnue, arrêt de développement d'après M. Broca, vice particulier, vérole dégénérée d'après Rosen, etc. etc., et quoi qu'il en soit, entité, essence pathologique insaisissable, être indéterminé, venant on ne sait d'où, se logeant on ne sait où, échappant à toutes nos recherches.

Voilà pour le *dit rachitisme*.

Dito pour l'ostéomalacie :

Depuis l'arabe Gschusius, plus de cinquante

observations, d'après le calcul de M. Buisson, ont paru sur cette prétendue unité morbide, nouveau fétiche qu'on s'est bien bien gardé d'adorer dans le même temple. Celle qui concerne la femme Supiot, due à Morand fils, et dont la date remonte à l'année 1752; la citer serait tomber dans des redites inutiles. Nous trouvons ensuite les noms suivants énumérés à peu près dans l'ordre chronologique des travaux publiés : Ludivig, P. Frank, Van der Haar, Losbstein, Dechambre, Stanski, Buisson, Collineau. Des détails divers, sur le même sujet, ont été signés Leblanc, Crause, Gaspari ; les deux premiers ont observé, entre autres choses, la participation des dents au ramollissement des parties dures; le dernier a établi spécialement la fréquence proportionnelle de l'ostéomalacie chez l'homme et chez la femme.

Parlerons-nous des travaux de Richerand, des opinions de Boyer, du mémoire de Ribes, etc.; irons-nous fouiller dans les archives de l'antiquité grecque ou romaine, pour y chercher les ébauches ayant quelques points de ressemblance avec le ramollissement des os; ce serait farder notre travail d'ornements empruntés et sans utilité ni charmes pour personne. Comme pour les autres, nous ne les citerons que pour mémoire, car la plus simple analyse de tous ces travaux ferait de notre historique seul qui n'est, nous l'avons dit, qu'un sacrifice à l'habitude, un in-folio fort peu intéressant, tout à fait hors du cadre que nous nous sommes tracé et des intentions qui nous sollicitent. Nous avons du reste émis volontairement ou par oubli bien des noms qui pourraient réclamer leur place dans cette esquisse statistique. Que Dolæus, Stærk, Rueff, Strack, Buchner, etc., etc., nous le pardonnent, et que leur gloire leur soit légère !

Nous nous sommes réservé pour parler d'un homme dont le génie fécond s'étant peu à peu affranchi des lisières qui guident encore les pas chancelants de l'art médical, s'est fait le créateur et le chef d'une école indépendante poursuivant le progrès hors des impasses où la science *dite orthodoxe* le cherche vainement. M. le professeur Piorry, après avoir défendu, dans les premiers temps de sa carrière, les principes inoculés par les leçons de ses maîtres, s'est bientôt aperçu de ses erreurs. Il apparaît aujourd'hui comme le promoteur de l'organicisme qui, ne concédant rien aux ténébreuses et hypothétiques abstractions du vitalisme, s'attache à trouver le mal dans l'organe malade et à diriger contre lui, contre l'organopathie démontrée, une thérapeutique rationnelle et efficace. C'est à ses idées que nous empruntons les matériaux de notre sujet. C'est aux leçons du maître que nous avons puisé les convictions sérieuses qui nous animent; *suum cuique tribuito.*

Une nouvelle génération d'élèves zélés et intelligents, de collaborateurs sérieux dévoués à la cause que nous soutenons, ont produit déjà de nombreux travaux dont l'importance légitime le retentissement.

« *Ce n'est jamais en vain*, dit M. André Sanson, *qu'un concours d'efforts se concentre ainsi sur une question.* »

§ III. Anatomie pathologique.

On a incriminé bien des fois les études et les découvertes fondées sur l'expérimentation physique ou chimique, sur l'anatomie et la physiologie, en un mot sur l'application des sciences positives à la diagnose et à la thérapeutique. L'anatomie pathologique, qui est une de ces sciences, a-t-elle été épargnée? Oui peut-être en chirurgie où la plupart des lésions sont perceptibles aux sensations de la vue et du toucher, pendant la vie comme après la mort; mais, en médecine, l'anatomie du corps humain, dans l'état de maladie, ne s'est pas imposée sans conteste; car le vitalisme cherchant l'explication des phénomènes anormaux dans ce *quid ignotum* dont il ne connaît pas même les données, n'admet qu'avec répugnance les seules preuves que peut fournir la matière interrogée par le scalpel.

L'anatomie pathologique du ramollissement des os n'est pas plus unitaire que n'importe celle qui veut démontrer *de visu* les altérations, lésions ou transformations des autres organes ou de leurs tissus constituants; mais en la réduisant à son domaine, en la débarrassant de toutes les organies qui se mêlent plus ou moins intimement à l'existence de la lésion osseuse, nous devons en limiter de beaucoup l'étendue.

Quelles sont les altérations que présente à la vue l'os ramolli, dépouillé des parties molles qui l'entourent? Et d'abord cette malaxie osseuse offre de nombreuses différences entre une légère diminution de consistance et un état de mollesse égale à celle qu'on obtient en plongeant les os dans l'acide azotique pour les dépouiller de leurs sels terreux, ramollissement plus considérable encore lorsque à l'ostéite primitive succède ce magma ulcéreux qu'on désigne sous le nom de carie, ou cette pulpe phymique confondue souvent avec la carie sous le titre de mal vertébral de Pott. De là des différences sensibles dans les déformations consécutives, résultats nécessaires de la flexibilité anormale des os ou de leur ramollissement. Tantôt ces déviations vicieuses ne s'observent que sur une ou plusieurs pièces du système, tantôt elles envahissent la totalité de la charpente osseuse : Tel est le cas de la femme Supiot dont le squelette figure au musée Dupuytren sous le numéro 447.

Les parties spongieuses des os, les extrémités articulaires, surtout celles des membres inférieurs, paraissent subir, dans ce qu'on appelle le rachitisme, les premières atteintes du ramollissement; dans tous les cas, ce sont ces parties qui, dans la première enfance, révèlent par leur déformation l'altération de texture des os, bien que cette altération puisse être générale. Cela se comprend, si l'on songe que la marche, le poids des parties supérieures du corps sont les puissances les plus actives qui agissent sur les os commençant à se ramollir, tandis qu'ailleurs, le ramollissement, arrivé au même degré peut-être, n'est pas suffisant pour que les os se courbent ou se dévient d'une manière quelconque sous l'influence d'actions moindres en force et en fréquence.

Nous ne pouvons énumérer toutes les déformations qu'on a rencontrées sur les individus atteints d'ostéomalaxie partielle ou générale. Notre tableau, si complet qu'il fût, ne pourrait prévoir toutes les formes vicieuses capables d'être prises par les os, dans cette singulière affection. En général, pourtant, ils s'infléchissent dans le sens de leur courbure naturelle, et cela avec d'autant plus de facilité que ces courbures sont plus prononcées. Mais cette règle est souvent transgressée; car si les os cèdent d'habitude aux seules actions de la pesanteur, de la contraction musculaire, des autres influences inhérentes à l'organisme et à ses fonctions, il arrive souvent qu'ils obéissent à des pressions extérieures, à des violences, à des chocs imprévus, voire même à des agents inconnus qu'il est impossible de rattacher à aucune cause et qui produisent les difformités les plus bizarrement insolites qu'on puisse imaginer. Ce point n'a pas besoin de plus amples développements, car nous n'avons pas l'intention de faire une réclame en faveur de l'orthopédie ou de l'orthosomatique ; soit en faisant spécialement l'histoire de toutes les déviations possibles de la colonne vertébrale comprises sous le nom de gibbosités qui se détaillent en syphose ou bosse proprement dite, en lordose, et en scoliose ; soit en décrivant sans choix les autres vices de conformation du corps humain, depuis le développement exagéré, l'épaississement, les bosselures des os du crâne, jusqu'aux nombreuses difformités du pied ; pied plat, pied-bot ou kyllopodie, dont les principales variétés répondent aux mots romains de valgi, de vari et d'équini. Qu'avons-nous émis du reste de très-essentiel à ce point de vue ? Est-ce l'exagération de l'arc claviculaire ? Est-ce la forme cylindrique du thorax qu'on a comparé à celui des oiseaux ? Est-ce l'inflexion angulaire des fémurs en avant et des tibias en dehors ? Tout cela se résume en quelques mots que nous répéterons volontiers : toutes les pièces du système osseux sont susceptibles de se ramollir et, par suite, de se déformer, soit partiellement, soit tour à tour, soit dans leur ensemble, au même degré ou à des degrés divers.

Il est cependant une série de déformations qui mériterait une mention particulière eu égard à son importance dans un acte physiologique uniquement réservé au sexe féminin ; nous voulons parler des vices de conformation du bassin qui, alors même qu'ils ne choquent pas les regards, qu'ils passent inaperçus, sont par cette raison, au terme de la grossesse, la cause de nombreux cas de dystocie qui souvent mettent en péril deux existences, la vie de la mère et celle de l'enfant. On sait, en effet, combien quelques lignes de moins dans les dimensions du bassin peuvent amener de difficultés dans l'exercice des fonctions puerpérales. L'étroitesse et la difformité sont quelquefois telles qu'il ne reste que la triste alternative d'une opération césarienne ou de l'embryotomie, à moins que le pelvimètre n'ait permis d'apprécier, en temps opportun, l'urgence d'un accouchement prématuré artificiel ou la nécessité de provoquer un avortement.

Il est bien entendu que nous ne parlons ici que des déformations antérieures à la puberté chez les jeunes filles, ou survenues longtemps avant l'époque de la gestation, les os ayant repris à ce moment leur consistance accoutumée, sans rendre aux détroits et aux cavités altérées dans leur forme, leur configuration et leurs diamètres primitifs. Quant au ramollissement survenant près du terme de la grossesse, il ne saurait occasionner des dangers aussi grands, car la souplesse, la flexibilité des os malades, permettront toujours l'expulsion plus ou moins facile du fœtus.

Un fait à noter, c'est que le bassin, indépendamment des altérations de forme et de mesures qu'il peut subir, comme toute autre partie du squelette, par suite du ramollissement partiel ou total des pièces qui le composent, est soumis, par sa position au-dessous de l'épine et au-dessus des fémurs, à la double influence de certaines déviations de la tige rachidienne et des directions ou conformations vicieuses des membres pelviens. La coxalgie, coxarthrocace, morbus coxæ ou coxarius, *aut quocumque alio nomine gaudetis*, qu'elle soit la conséquence d'un vice *scrofuleux*, *rachitique*, *rhumatismal*, *syphilitique* ou autre (nous nous servons, pour être compris, des expressions reçues), la fémoro-coxalgie, disons-nous, qui se complique le plus souvent d'une véritable inflammation des surfaces articulaires, de ramollissement et de déformations consécutives, est une des causes dont l'influence fâcheuse agit parfois sur les os coxaux de façon à leur faire perdre la régularité physiologique de leur figure, surtout lorsque cette maladie arrive à un âge où le pelvis n'a pas acquis son organisation complète. Nous pourrions multiplier les exemples; mais notre intention, en insistant sur cette particularité, est suffisamment remplie, si nous sommes parvenus à faire comprendre l'importance de ces déformations, suites du ramollissement, lorsqu'elles affectent, chez la femme, cette région qui protége l'organe gestateur développé et qui constitue la plus grande partie du canal que doit parcourir le fœtus à terme, pendant son expulsion. Des détails plus circonstanciés devront être puisés dans les Traités *ex professo* d'obstétrique.

La mollesse des os, leurs déformations ne sont pas les seuls faits pathologiques que démontre le siége de la légion mis à nu par l'anatomiste; il en est bien d'autres qu'il importe de relater.

Avant d'aller plus loin, nous devons combler une lacune et compléter les considérations dans lesquelles nous sommes déjà entré à propos des déformations que l'on observe dans les os longs surtout : nous voulons parler du gonflement des épiphyses, autre genre de difformité que nous avons oublié de signaler. Ce gonflement, désigné par le vulgaire sous le nom de *nouure*, est dû à une surabondance comparative de la substance gélatineuse, et peut-être aussi un peu au tassement qui doit résulter des pressions subies sous le poids du corps. L'explication de ces *nouures* se déduit des réflexions que nous avons déjà faites sur la prédisposition du tissu spongieux à l'intensité du ramollissement. Ceci dit, passons à autre chose.

Les os ramollis sont plus légers, plus poreux qu'à l'état normal ; une vascularité morbide s'établit chez eux comme autour des phymies, comme autour et dans l'épaisseur de certaines tumeurs cancéreuses ; des gouttelettes de sang et de sérosité suintent sous les doigts qui les pressent ; la coloration des os ainsi altérés, rouge ou brune, est en harmonie avec ce surcroit de circulation.

Et maintenant qu'on décharne avec le bistouri un os *enflammé ;* ne présentera-t-il pas un aspect à peu près pareil? Ramollissement, spongiosité plus grande, état vasculeux plus manifeste, *douleur, rougeur et tuméfaction* absolument comme dans l'ostéomalacie. Que la phlegmasie se termine par carie : *ibidem,* avec des désordres plus considérables ; injection rouge, augmentation du ramollissement ; l'os se creuse, s'infiltre d'une sanie sanguino-purulente ; sa friabilité est extrême, mollasse, saignante, entremêlée de lames osseuses vermoulues ; la partie cariée s'entoure d'un cercle inflammatoire et *également ramolli,* etc., etc... Veut-on comparer les causes ? On constate, pour l'ostéite, pour la carie qui lui succède, et qui n'est, d'après Béclard, qu'un *ramollissement aigu* de la substance spongieuse, comme pour le *rachitisme et l'ostéomalacie,* on constate, disons-nous, des rapprochements étiologiques tels qu'il faut une bonne volonté phénoménale pour y trouver des différences capables, sur ce point, de les caractériser individuellement : même prédisposition relative à l'âge, même causalité (scorbut, scrofules, syphiose, etc., etc...) ; même *essence morbide inconnue* dans un grand nombre de cas, et cependant même invocation, de la part des auteurs, à la déesse *Entité* qui, une mais divisible, se multiplie complaisamment en autant de personnes qu'il y a de noms distinctifs de maladie dans le cadre nosologique.

Nous nous résumons : *l'ostéomalacie* existant avec des symptômes locaux peu différents entre eux dans un certain nombre d'affections osseuses, notre principale préoccupation a été de considérer ce mode de lésion en lui-même, et de prouver que *les deux êtres morbides*, rachitisme et ostéomalacie *des auteurs*, devraient au moins ne pas séparer leurs intérêts scientifiques, puisque d'autres *entités*, contre l'existence desquelles le bon sens s'est souvent révolté, pourraient au besoin faire le sacrifice de leur individualité en faveur du *ramollissement des os*. Bref, si nous n'étions convaincus que toutes les classifications (méthodiques ou systématiques) ne sont *pas dans la nature*, nous oserions peut-être avancer, en nous basant sur l'anatomie pathologique, que les divers modes de ramollissement des os feraient, en raison de leurs analogies, une collection de *variétés* qui, sous une dénomination commune, *ramollissement*, constitueraient une espèce morbide parfaitement caractérisée.

§ IV. Symptômes. — Marche. — Durée. — Terminaison. Pronostic.

Sous le nom de symptômes (Σύμπτωμα, de σὺν, avec, et de πίπτω, je tombe), on désigne les accidents divers, les phénomènes anormaux, les altérations qui *tombent* sous nos sens, dans le cours d'une organopathie quelconque. La symptomatologie est donc l'histoire clinique et anatomique d'une maladie, car tout est symptôme qui nous donne la notion des lésions organiques et conduit au diagnostic et au traitement. Il est, par conséquent, à peu près impossible de ne pas empiéter sur ses droits, quand on traite tour-à-tour de l'anatomie pathologique, de la marche, de la diagnose et de la thérapeutique d'une même affection. C'est là le tort de ces divisions qui, pour l'avantage présumé d'une clarté plus grande dans le récit, obligent à d'inutiles répétitions. Pour éviter ces redites trop nombreuses, nous réunirons, dans ce même paragraphe, la marche, la durée, les terminaisons et le pronostic du ramollissement des os. N'ayant affaire qu'à cette altétération considérée sous un point de vue tout-à-fait général, cette partie, dépouillée de tout ce qui lui est étranger et réduite ainsi à sa plus simple expression, ne peut offrir des développements très-étendus.

La mollesse, la flexibilité plus ou moins grande des os, est un premier symptôme qui n'a pas besoin de l'examen cadavérique pour être appréciable au toucher. La compressibilité du tissu osseux ramolli est souvent manifeste sous la pression et souvent encore il est possible de le courber dans une certaine mesure.

Viennent ensuite les déformations, symptômes visibles et conséquences obligées du ramollissement. A ces déformations que nous avons esquissées à grands traits dans le précédent chapitre, se rattachent une foule de lésions, d'anomotopies, une série de troubles fonctionnels divers dans les organes ou dans les régions en rapport de voisinage et de connexions avec le siége du mal. Les poumons et le cœur sont souvent malades par suite des anomalies de forme de la cage thoracique. L'influence de ces déformations peut s'étendre jusque sur les organes contenus dans l'enceinte pelvienne et réciproquement pour les altérations vicieuses du bassin, dont la configuration anormale est solidaire des déviations du rachis, comme celle du thorax lui-même ; en effet, cette suite d'anneaux superposés qu'on nomme vertèbres forme une colonne flexible qui supporte la tête, le thorax et les membres supérieurs, et qui est soutenue à son tour par le pelvis. Il doit nécessairement résulter souvent de cette disposition anatomique qu'une inflexion exagérée de cette tige détermine une altération simultanée du squelette des deux cavités splanchniques qu'elle relie ; de là, les complications organopathiques auxquelles succombent les malheureux atteints d'ostéomalacie de ces parties ; de là, les phénomènes généraux *sympathiques* qui viennent donner à la maladie, ou plutôt aux diverses maladies concomitantes, l'allure d'une intoxication générale par un vice, un poison, un germe morbifique, qu'on nomme tantôt d'un nom connu, eu égard à certaines analogies symptomatiques, et que tantôt on se contente de classer sous une appellation fantaisiste *qui ne préjuge en rien de la question,* attendu qu'on en ignore complétement la nature.

Dans l'ostéomalacie, les os, dit-on, sont parfois cassants. La friabilité, pour nous, ne saurait être un symptôme de ramollissement. Il est difficile, en effet, d'admettre dans un même tissu, deux propriétés dont l'alliance forme un contre-sens des plus absurdes, la flexibilité et la friabilité. Nous comprenons cependant que si on fléchit un os avec trop de brusquerie, il puisse en résulter une fracture; mais cette solution de continuité ne prouve qu'une chose; c'est qu'il reste encore quelque lame de tissu osseux qui n'a pas encore été entièrement altérée. Si, tandis que l'absorption agit sur un os, le ramollissement se propageant du centre à la circonférence détruit peu à peu l'épaisseur d'un cylindre osseux, il doit arriver un moment où les parois de ce cylindre sont tellement amincies que le moindre effort suffit pour les briser. N'est-ce pas l'effet que pourrait produire, par exemple, l'ostéite *raréfiante* de Gerdy, sur la diaphyse d'un os long? Nous disons sur la diaphyse d'un os long, car, malgré l'analogie du tissu compacte et du tissu spongieux, et bien que l'un et l'autre soient soumis aux mêmes lois pathologiques, il est moins aisé de constater ces phénomènes dans le tissu spongieux, parce que les petites aréoles qui le composent sont remplies d'une substance médullaire qui participe à la maladie. Quoi qu'il en soit, on peut avancer pourtant qu'il y a, même dans le tissu spongieux, une raréfaction évidente tendant à diminuer sa solidité, avant son complet ramollissement. Ne serait-il pas possible, du reste, de juger la question en litige, en étudiant les différents degrés de consistance que présente un os qui se ramollit? Trois degrés suffiraient à notre avis : dans le premier, l'os encore solide pourrait se rompre; dans le second, il serait réduit à la trame gélatineuse plus ou moins modifiée par la maladie, mais conservant sa souplesse et sa flexibilité; dans le troisième il n'existerait plus qu'une pulpe sans cohésion, mêlée de débris, de détritus hétérogènes et de liquides morbides comme dans la carie, le mal de Pott, etc., etc.

Les os atteints de ramollissement sont-ils douloureux? D'après Gerdy, la douleur existe bien des fois; mais il admet, sous toute réserve, que les tissus ambiants pourraient bien être le siége de ces souffrances, attendu que les os malades, insensibles à l'état sain, ont paru également insensibles, lorsqu'il les a *entamés, coupés avec la gouge ou la scie*, lorsqu'il les a *cautérisés avec le fer rouge, sans toucher aux parties molles voisines*. Il n'en existe pas moins ce fait que la douleur est possible, qu'elle est réelle dans certains cas de ramollissement; nous devons ajouter qu'elle est liée à trop de circonstances anatomiques, physiologiques et pathologiques, qu'elle varie trop souvent selon la nature ou la texture des tissus affectés, et selon aussi l'état morbide qui les affecte, pour qu'on puisse en constituer un symptôme pathognomonique dans aucune affection, et à plus forte raison dans l'affection qui nous occupe. Si dans l'ostéite simple les os *paraissent* souffrir comme les parties molles enflammées, il suffit que la syphilis en soit, par exemple, la cause première, pourque les douleurs prennent un caractère particulier, qu'elles deviennent poignantes, profondes, tellement aiguës qu'on leur a donné le nom d'ostéocopes (de οστεον, os, et de κοπτειν, briser). De l'absence ou de la rareté de la douleur, on a été jusqu'à vouloir faire un signe différentiel pour séparer le *rachitisme* où elle serait à peu près nulle, de *l'ostéomalacie des adultes* dans laquelle elle aurait la triple période d'accroissement d'état et de déclin, sans préjudice des progrès de la maladie. Nous avons déjà dit ce que nous pensons de cette séméiotique différentielle; inutile d'y revenir.

L'augmentation de volume, l'élévation de température des os ramollis ne peuvent nous offrir que des considérations de faible valeur au point de vue de la symptomatologie.

L'augmentation de volume se révèle par la palpation, par le plessimétrisme, rarement par la vue, à moins qu'il ne s'agisse de ces nodosités articulaires *rachitiques* dont nous avons parlé dans l'anatomie pathologique. Si l'os est matelassé de tissu cellulaire et de muscles épais, il est facile de prendre pour une tuméfaction osseuse l'engorgement possible des parties molles qui entourent l'os malade. Nous dirons à l'article *Diagnose* les moyens d'éviter cette erreur, en précisant par la percussion médiate le siége de la sensation transmise par la double voie de l'ouïe et du tact.

Si, à propos de la tuméfaction (*tumor facere*), nous voulions dérouler toutes les considérations implicitement comprises dans cette expression, et décrire tout ce qui peut *faire tumeur* dans les divers modes morbides qui produisent le ramollissement ou sont produits par lui, depuis la simple tuméfaction inflammatoire jusqu'à la tumeur blanche, jusqu'aux éminences contre nature donnant lieu à une diminution grande ou petite de la cohésion naturelle au tissu osseux, nous empiéterions sur un prochain travail que nous proposons de publier et qui aura principalement pour sujet l'étude des tumeurs osseuses.

Pour être à peu près complet, nous n'avons plus qu'à parler des modifications de température que les os sont, dit-on, susceptibles d'offrir comme symptômes. Gerdy prétend, sur ce point, qu'un os enflammé par exemple, peut, s'il est à peine recouvert, céder une partie de son calorique aux doigts qui le palpent, et produire une sensation de chaleur anormale. Si la symptomatologie du ramollissement des os se réduisait à cette unique assertion, la valeur de celle-ci se résumerait en ces mots : *Melius anceps quam nullum*. Cette chaleur *douteuse* n'est pas, du reste, un phénomène applicable à tous les cas.

La marche du ramollissement est, règle générale, toujours plus ou moins lente; cela est si vrai, que presque toutes les affections du squelette, se terminant ou non par une altération de consistance, sont des maladies dites *chroniques*. La carie, que Michon, Malgaigne, Sanson, etc., etc., ne séparent pas de l'inflammation des os, l'affection tuberculeuse, le prétendu rachitisme et l'ostéomalacie des auteurs, de même que l'exostose, la nécrose, la periostose, l'ostéosarcome, le spinoventosa, etc., etc., ont une marche très-longue, une durée dont la limite est souvent fort étendue. Cette règle offre peu d'exception, à moins que la maladie ne précipite son cours par l'intervention d'une organie mortelle, d'une complication locale ou générale rapidement funeste, ou que, sous l'influence d'une médication salutaire et d'une organisation vigoureuse, la santé ne reprenne le dessus par droit de conquête et de nature. En un mot, la marche des affections du système osseux a pour caractère commun, une chronicité plus ou moins prononcée et sans fixité possible. L'ostéite simple aurait seule le droit d'en appeler quelquefois de ce jugement, eu égard encore à la progression languissante de la plupart des maladies des os vers une terminaison quelconque.

Le mot de terminaison devrait être rayé du langage médical, attendu qu'il est impossible de désigner génériquement les diverses manières dont les maladies peuvent *finir :* résolutions, délitescence, métastase, suppuration, induration, état chronique, métaptose, métasyncrise, telles sont les principales expressions consacrées pour nommer les divers modes terminaux d'une maladie; nous ne comptons pas, et pour cause, les complications organiques, les nombreux accidents qu'on ne peut prévoir, lesquels agissent sur l'allure de l'affection dont ils dépendent, et qui font que les suites et la fin de cette affection sont aussi protéennes, aussi variables que les autres divisions de son histoire. Le ramollissement des os lui-même n'est qu'une sorte de terminaison provisoire, et, par contre, certaines terminaisons dites définitives, telle que la suppuration dans l'ostéite et dans la carie, par exemple, ne sont que des symptômes, et ne terminent rien. Les déformations seules pourraient être considérées comme un type de terminaison spécial au ramollissement des os, lorsqu'elles les affectent bien entendu, n'était un grand nombre d'autres vices de conformation oui ou non persistants, comme le retrait exagéré d'un des côtés de la poitrine après un épanchement considérable, comme les exostoses, les cols difformes, les arrêts de développements congénitaux, etc., etc., en un mot, toutes les altérations de forme survenues dans telle ou telle partie du système, sans qu'une diminution de consistance ait eu la moindre part dans leur production.

Il n'est nullement besoin de faire une étude profonde du pronostic, comme le voulait Hippocrate, pour reconnaître *a priori* sa gravité dans le ramollissement des os; cette gravité est implicitement formulée dans ce que nous avons déjà dit sur les symptômes, sur la marche, sur l'anatomie pathologique de cette fâcheuse affection. Dans la majorité des cas, le médecin qui aurait la triste habitude de *soigner le pronostic*, risquerait fort d'être souvent dans le vrai, sans bénéfice pour sa réputation.

Contre le ramollissement des os, de même que contre toutes les autres organopathies, le pronostic n'est une arme utile que lorsqu'il permet au praticien de combattre par un traitement préventif une aggravation prochaine, de prévoir l'influence de certains accidents dont l'action nuisible peut être neutralisée d'avance, de deviner les modifications que subira tel symptôme par le fait de telle médication trop ou trop peu active, etc., etc. Il n'est pas possible d'énumérer toutes les circonstances, toutes les considérations fortuites que peut fournir le pronostic dans le cours d'une organie ou d'une collection d'organies. Quant au ramollissement des os, il n'en offre aucune qui mérite une mention spéciale, si ce n'est sa gravité habituelle; nous l'avons dit.

Nous terminons ici ce paragraphe, étant de ceux qui pensent que le pronostic n'est pas d'une très-grande importance sous le rapport des indications thérapeutiques qui se déduisent de la diagnose, attendu que les prévisions les plus sinistres ne doivent pas empêcher le médecin honnête homme de continuer son œuvre de dévouement, et de tâcher de soulager s'il ne peut guérir.

§ V. Étiologie.

L'étude des causes relativement à la pathologie de l'ostéomalacie est celle qui offre le moins de données positives. Faut-il s'en étonner, lorsque nos pathologistes modernes poursuivent encore dans leur domaine cette *cause première* dont Anaxagore et Socrate ont professé la croyance! Laissons à la philosophie transcendentale ses ténébreuses rêveries sur la causalité; à l'empirisme médical ses vaines arguties sur le nombre et les espèces de causes. Beaucoup de nos erreurs ne sont dues qu'à nos idées surannées *de causes occultes, de principes morbides, d'altérations humorales, d'acrimonie, d'acreté, d'alcalinité, d'acidité des humeurs, de vices, de virus, de germes latents de maladie, de diathèses obscures, de cachexies plus obscures encore,* pâture des esprits inquiets et faux, des imaginations à utopies qui préfèrent le champ de l'hypothèse à l'étude sévère de l'observation. La clinique doit rejeter sans merci tout ce qui n'est pas accessible à nos sens ou à nos moyens physiques d'investigation.

On s'est trompé en prétendant que le nombre des causes était infiniment petit; il est, au contraire, infiniment grand; car tout effet peut devenir cause à son tour. De cette réunion de causes et d'effets générateurs, résulte une chaîne dont le premier anneau constitue la transition de l'état physiologique à la maladie. Qu'importe d'aller plus loin ! Le praticien ne doit s'occuper, au lit du malade, que de la causalité des phénomènes morbides considérés dans ces phénomènes seulement, étudier leur filiation, leur enchaînement, leurs mutuelles et réciproques influences; hors de cette limite, nous le répétons, il n'y a pour lui que ténèbres et confusion. Qu'il tire des inductions de faits appréciables et de causes connues, très-bien ! mais qu'il n'aille pas torturer le bon sens, en inventant des *causes obscures*, *essentielles*, *continentes*, qui, lorsqu'elles méritent ces épithètes, n'existent pas pour lui. Avouons plutôt notre ignorance que de nous payer de mots inutiles et vides de sens. Nous ferons mieux en étudiant l'effet produit, car cette étude est la base du diagnostic et du traitement.

L'âme de Stahl, l'archée de Van Helmont, le principe vital de Barthez, la nature de Sydenham, l'irritabilité d'Haller, les propriétés vitales de Bichat, etc., etc., ainsi que les nombreuses classifications artificielles sur la génération des maladies, quel progrès tout cela a-t-il fait faire à l'art de guérir? Le *desideratum* que nous ont légué toutes les sectes médicales a-t-il été satisfait, pour si peu que ce soit? Non, il ne reste qu'un dédale, un inextricable labyrinthe de cercles vicieux où l'esprit se perd, sans aboutir à aucun résultat pratique. Heureusement qu'il n'est nul besoin de tout ce fatras d'abstractions et d'hypothèses pour arriver, dans le plus grand nombre des cas, à une diagnose exacte. C'est dans les organes que nos recherches trouvent sûrement la *raison* des symptômes et les indications d'une thérapeutique rationnelle et efficace. Faire autrement, c'est abandonner la proie pour l'ombre.

Un rapide exposé des causes mentionnées par les auteurs sur l'état pathologique dont nous faisons l'histoire, édifiera le lecteur sur la valeur de l'étiologie en général et en particulier, nous entendons de l'étiologie fondue dans le moule des empiriques, de l'étiologie de l'entité, de l'étiologie fantaisiste des disciples de Barthez, de l'étiologie qui se paye de mots tels que ceux-ci : scrofules, altérations des humeurs, vice particulier et *particulièrement inconnus surtout*, etc., etc.

Le ramollissement des os a été observé dans tous les pays, en Angleterre, en France, en Allemagne, en Italie et en Suisse, même à Honduras et San Salvador, comme cela nous a été dit par notre savant confrère M. le docteur Victor Herran, aujourd'hui ministre plénipotentiaire de ces deux républiques.

Sous le rapport du sexe, les femmes en sont beaucoup plus souvent atteintes que les hommes ; sur vingt cas de ramollissement des os, il y a dix-sept femmes malades. On l'observe rarement après le premier accouchement ; le plus souvent plusieurs couches avaient précédé son développement.

Il y a des observations qui prouvent que la u -

sère, une nourriture peu substantielle, une habitation humide et froide, le manque d'exercice, ont aussi quelquefois engendré cette affection. Mais ce sont surtout diverses cachexies, d'après les auteurs, qui prédisposent à l'ostéomalacie; comme le cancer, la syphilis, le scorbut, le diabète. Qu'on augmente ces causes des *vices goutteux*, *rhumatismal*, voire même du vice carieux qui ne vaut pas moins, à notre avis, que le vice rachitique; qu'on y joigne, pour ne rien oublier, les germes animés spéciaux, microphytes ou microzoaires, et l'on aura un tableau en miniature de la pathogénie embrouillée dont les livres classiques gratifient les os. Il nous semble impossible de tirer une résultante de toutes ces forces morbides. Si le lecteur n'y trouve pas de quoi satisfaire à l'aphorisme : *Sublata causa tolitur effectus*, il aura du moins le droit de répéter, avec nous, ce qu'a dit M. le professeur Piorry sur l'étiologie de ces affections : à savoir que, *dans ce cas comme dans tant d'autres, loin d'éclaircir la question, on n'a fait que reculer la difficulté.*

Comme le prouvent les théories ingénieuses, mais purement hypothétiques, qu'ont imaginé Eckmann, Morand, Hérissnat, Navier, Pravaz et

Caspari, etc., sur la nature et les causes prochaines de cette maladie, la privation d'aliments qui contiennent du phosphate de chaux, même de sels calcaires; pour les enfants, le défaut d'administration d'un lait réparateur, lequel contient une grande proportion de chaux phosphatée; une alimentation peu animalisée influant d'une manière fâcheuse sur la trame organique, un état hypémique habituel, sont les circonstances dites générales qui doivent influer largement sur l'ostéomalacie : comme aussi de mauvaises attitudes, telle ou telle sorte de maintien habituel, etc., doivent être pour beaucoup dans le siége et la forme de déviations qui peuvent survenir chez un sujet atteint de cette terrible affection.

On observe assez souvent encore un ramollissement local qui n'occupe qu'un seul os : alors il est dû ordinairement à une cause locale, comme une ostéite et une périostite ; il accompagne souvent les spina-ventosa, les épanchements de sang, de sérosité ou de pus; il se montre simultanément avec les hydrocéphales, les hydrorachis, les hydropisies du sinus maxillaire, ainsi qu'avec diverses tumeurs de nature variable qui, avant de paraître à l'extérieur, ramollissent toujours les parties osseuses situées au devant d'elles.

§ VI. Diagnose.

Le diagnostic du ramollissement des os se déduit en partie des symptômes que nous avons exposés, en partie et surtout de l'exploration plessimétrique; sans cette exploration, il serait impossible, dans bien des cas, de juger sainement de la nature de la lésion osseuse, de son intensité, de son siége précis, de son étendue.

Alors même que les signes commémoratifs tirés des habitudes et de la constitution du sujet, des circonstances variées, des précédents plus ou moins nombreux ayant préparé ou déterminé la maladie; alors même que l'ensemble des symptômes, tant internes qu'externes, résultant de l'examen des organes et de leurs fonctions seraient suffisants pour poser les bases d'un diagnostic à peu près certain, tout médecin consciencieux et instruit devra quand même invoquer, au bénéfice de ce jugement, le puissant secours de la percussion médiate. Nul document relatif à l'état antérieur et à l'état actuel d'une organie ne vaut les renseignements recueillis sur cette organie par l'intervention du plessimètre ; grâce à ce moyen d'investigation physique, nous rendons la diagnose *médicale* presque aussi *facile* que le diagnostic *chirurgical*, dont l'ignorance des gens du monde et l'orgueil de quelques chirurgiens vantent encore la suprématie.

Ainsi, il ne suffira pas au médecin intelligent qui se maintient au niveau des progrès de la science et possède l'amour de ses devoirs professionnels de constater, chez un bossu, indépendamment de sa bosse, tous les signes prétendus du prétendu rachitisme ; il percutera la *tumeur* vertébrale, appréciera son étendue, sa forme, son volume, par la délimitation graphique ; son siége, sa nature (solide, liquide ou gazeuse), sa dureté, sa mollesse, son plus ou moins d'élasticité, etc., par les impressions tactiles et acoustiques réfléchies par le plessimètre percuté *secundum artem*. Il usera du même procédé à l'égard des autres organes, primitivement secondairement ou accessoirement malades, et de ceux qu'il peut soupçonner tels par la connaissance de leur dépendance à l'état de santé et à l'état de maladie, pour s'éclairer par les phénomènes morbides qui peuvent se présenter à son observation, concurremment avec la lésion locale, et le plus souvent, il sera à même de porter un diagnostic exact qui lui fournira des indications précieuses pour guérir son malade, pourvu que l'affection soit de celles qu'on puisse guérir; *medicus sufficiens ad morbum cognoscendum, sufficiens non ad curandum.*

Dans les livres, le diagnostic est tout fait; on vous donne *les signes caractéristiques* de la maladie, rien n'y manque, au contraire. Au lit du malade, ce n'est pas la même chose. Les symptômes observés non-seulement ne sont pas toujours caractéristiques, mais encore ressemblent fort peu à ceux que décrivent les auteurs. Fussent-ils au complet, la difficulté serait grande encore, car il est impossible qu'ils ne varient pas, soit dans leur intensité respective, soit et en même temps dans l'ordre de leur apparition, et par conséquent dans leur gravité apparente. Il s'ensuit un travail de l'esprit ayant pour but de réunir ce qu'on a appris à ce qu'on a conquis, de façon à évaluer l'importance de chaque donnée et à déterminer la maladie principale, si elle existe, et les organies secondaires qui peuvent s'y rattacher plus ou moins intimement. Cette appréciation, qui le plus souvent résume en quelques instants une suite de jugements rapides et de souvenirs scientifiques invoqués à l'appui, est d'autant moins fautive qu'elle s'établit à l'aide des moyens physiques d'investigation que nous possédons aujourd'hui, et qui, se perfectionnant chaque jour dans la pratique, donnent chaque jour au diagnostic une sûreté plus grande.

Les signes, ou plutôt les *sensations diagnostiques* obtenues par l'intermédiaire des sens *externes*, ont vu leur domaine s'agrandir par des instruments ingénieux, dont l'industrieuse nécessité a forcé l'invention au profit de la science. Les divers spéculums, le stéthoscope, le plessimètre, l'ophtalmoscope, le miroir laryngien, le microscope, les sondes, etc., etc., sont des aides sûrs et fidèles pour qui sait les utiliser, le cas échéant. Parmi ces instruments, il en est un dont l'emploi est général, à très-peu d'exceptions près : c'est le plessimètre; ses ressources sont donc immenses, et bien coupable est celui qui néglige son secours. Il en est cependant qui, par esprit de parti plutôt que par conviction, se privent bénévolement de son usage, comme si, grâce à leur érudition ou plutôt à leurs facultés intuitives, il était indifférent de cacher cette lumière sous le boisseau. Que faisaient donc les anciens, nous disait-on dernièrement, eux qui n'avaient pas, comme nous, le recours à ces inventions précieuses? Ce qu'ils faisaient, nous ne craignons pas de le dire : ils se trompaient au moins dix-neuf fois sur vingt ; et nous sommes trop généreux dans la proportion sans doute ; ils se trompaient, comme se trompent encore la tourbe de leurs imitateurs, de ces empiristes routiniers qui, sans confiance dans le *métier* qui les fait vivre, parce que leurs soins sont stériles et qu'ils ne guérissent que très-rarement et par hasard, luttent en aveugles contre des états morbides qu'ils n'ont que la prétention de reconnaître. Heureusement, pour les malades, que la jeune génération médicale se dépouille des influences du passé, qu'elle s'épure au contact des idées nouvelles et s'avance libre d'entraves dans la voie du progrès.

Est-ce à dire qu'il faille mépriser l'étude des signes que fournissent l'inspection, la palpation, les indications tirées des phénomènes morbides et des symptômes commentatifs, etc., etc.? non certes ; il faut s'en servir au contraire pour diriger nos recherches ; mais le contrôle qu'on leur fait subir par les moyens d'explorations plus précis, tels que le plessimètre et le stéthoscope, par exemple, peut seul, dans la majorité des cas, détruire les doutes et changer la probabilité en certitude. Un enfant malade réclame les soins d'un médecin : cet enfant est pâle, amaigri, faible; sa face est comme bouffie, il a les lèvres épaisses, les ganglions du cou engorgés, le ventre gras; les jambes sont fortement arquées, une gibbosité se trahit sous le vêtement qui le couvre. Le médecin doit-il s'en tenir à la seule inspection qui lui fournit ces données, pour poser le diagnostic d'un *rachitis de cause scrofuleuse*, et prescrire, sans s'inquiéter d'autre chose, de l'iode, du fer, des reconstituants, des bains de mer, des moyens orthopédiques, etc., etc? Non, car c'est de l'empirisme compliqué d'imprudence et d'incurie, pour ne pas dire plus. Le médecin existe, l'enfant a existé.

Autre cas dont nous garantissons l'authenticité :

Un homme jeune encore, d'une constitution robuste, ressent, quinze jours après avoir fait *un tour de force*, des douleurs vives des deux côtés de la région sacrée, mais surtout *à droite*. Au bout d'un mois, paralysie presque complète des extrémités inférieures et du rectum, relâchement du sphincter, incontinence d'urine consécutive à une forte distension de la vessie également paralysée, urine trouble laissant déposer beaucoup de pus.

C'est une myélite, disent MM. X[1], X[2], X[3], qui n'usent pas du plessimètre. Le traitement basé sur cette diagnose ne produit aucune amélioration. La maladie s'aggrave, au contraire, malgré les sangsues et tous les moyens antiphlogistiques, dérivatifs et révulsifs qu'on croit utile d'employer.

Le malade ne peut plus quitter le lit. Il se déclare une dermite de la région sacrée dont la gangrène est imminente. Les organes génitaux sont insensibles; purulence toujours exagérée de l'urine. Malgré tous ces désordres, l'état général est satisfaisant, le teint rosé; la figure du malade offre presque l'aspect de la santé.

On consulte X., qui, lui, est un des plus habiles disciples du plessimétrisme.

L'examen matériel lui donne la preuve d'une tumeur du rachis, qu'il délimite exactement au niveau de la région douloureuse; le son malaxique lui révèle sa nature ; il constate une arthrite rachisienne du côté droit, et explique les symptômes ci-dessus désignés par la compression des nerfs dorso-lombaires, *ergo* : rachisocélie ; rachisomalaxie et médication *ad hoc*, selon la méthode de M. le professeur Piorry.

La guérison a été prompte et radicale.

Troisième exemple :

Un jeune homme présentant tous les caractères du tempérament lymphatique a fait une chute sur le dos, il y a quatre ans. Depuis cette époque, la sensibilité et la myotilité ont graduellement disparu dans les membres pelviens. La station verticale est presque impossible. Il offre à l'examen une déviation sensible de la colonne épinière. Les genoux sont volumineux, les jambes courbées en dehors.

Est-ce un cas de *rachitisme?* Sans contredit, aux yeux de certains médecins, si le sujet n'avait pas dépassé l'âge voulu; mais il a 19 ans : ce doit être autre chose. De plus il y a une cause traumatique occasionnelle, indépendamment des autres signes. Est-ce une myélite, une ostéite chronique, une carie, un abcès par congestion? Rien n'empêche de supposer un ramollissement phymique. Comment s'assurer de la lésion, à moins de se servir de la percussion médiate?

Le médecin consulté appartenait heureusement à la bonne école. Il se servit du plessimètre et constata, au niveau des dernières vertèbres lombaires, un épaississement considérable du rachis; cet épaississement correspondant à la courbure vertébrale, avait repoussé les reins des deux côtés. Il n'y avait point d'abcès, point de tubercules, rien autre chose d'appréciable qu'une *rachisomégalie*, et le traitement indiqué par ce diagnostic n'a pas tardé à lui donner raison, en guérissant le malade.

Nous pourrions multiplier ces citations; mais il nous semble que les exemples précités suffisent au delà pour démontrer : et la variation incessante des symptômes, par suite l'impossibilité de les généraliser dans un seul modèle applicable à tous les cas, et la nécessité absolue du plessimétrisme pour rectifier le diagnostic et lui donner cette certitude nécessaire pour traiter les malades avec succès.

Nous passons donc, sans plus de retard, à l'étude plessimétrique des os. Les matériaux de ce travail ont été pris aux leçons cliniques du maître, de l'inventeur lui-même du plessimétrisme, de cette science féconde qui peut revendiquer déjà sans conteste ses droits à l'immortalité.

Au premier abord, on trouverait peu pratique et presque singulier d'appliquer la medio-percussion aux lésions dont les os sont susceptibles; cependant, l'examen même le plus superficiel de ces organes, démontre jusqu'à l'évidence que leur structure n'est pas la même dans la plupart d'entre eux, et que, soit sous le rapport de la compacité ou de la dureté, soit sous celui des cellules adipeuses ou séreuses qu'ils présentent, soit aussi au point de vue de leur forme, de leur épaisseur, de leur masse et de leurs rapports avec les tissus d'alentour, il y a entre les organes dont il s'agit presque autant de différence à signaler, qu'il y a d'os et même de portions d'os dans le corps de l'homme.

A ces variations tranchées, existant dans l'état physiologique et qui se compliquent de toutes celles qui sont en rapport avec les âges, les sexes divers, etc., il faut encore joindre les différences plus utiles à connaître pour le pathologiste, et qui sont les résultats des lésions variées dont les os sont susceptibles. Tantôt ils sont plus durs ou plus mous que dans l'état normal et contiennent en conséquence des proportions de sels calcaires plus ou moins considérables que cela n'est ordinaire; tantôt leur forme et leur épaisseur sont singulièrement altérées; parfois il s'y développe des productions accidentelles telles que des kystes contenant des matières variables en consistance, des productions squirreuses ou encéphaloïdiques, des hydatides, etc., etc. Le canal médullaire peut être dilaté, et alors ses parois sont amincies; des corps étrangers, tels que des balles en métal, peuvent pénétrer dans leur substance, etc. La forme des os est encore susceptible d'anomalies nombreuses, et leur siége même varie dans certaines circonstances, notamment dans les luxations. Les os sont susceptibles de solutions de continuité, et les fragments qui résultent de ces divisions présentent souvent une direction et une position différente de celles qui ont lieu à l'état normal.

Or, avant de penser à traiter les maladies des os, *le ramollissement entre autres,* on doit constater les états qu'ils peuvent présenter; *mais nous le redisons encore,* pour obtenir cette constatation, il faut employer toutes les méthodes, tous les procédés qui peuvent éclairer la diagnose ; ne pas se borner au scopisme ou inspection, à l'aphéisme ou palpation, au métrisme ou mensuration, mais chercher si le plessimétrisme ne donne pas, dans les cas précédents, des documents de quelque importance ; et c'est pour répondre, autant que l'état de la science le comporte, à ces indications, que les considérations suivantes vont être exposées.

Un certain nombre d'os sont accessibles au plessisme ; tels sont ceux qui, plus ou moins superficiellement placés, ne sont guère recouverts que par la peau. De ce nombre, sont le crâne, le sternum et les côtes chez les individus maigres, les extrémités articulaires de l'humérus, du radius, les os du corps, certaines parties du bassin, les condyles du fémur et du tibia, la rotule, etc. Mais le son et la sensation tactile que produisent ces parties sont loin d'être aussi accentués que ceux auxquels le placoplessisme de ces organes donne naissance ; il en résulte que les différences de sonorité et d'élasticité qui peuvent exister entre ces diverses parties du système osseux, sont bien moins prononcées que dans les cas où l'on emploie la plaque d'ivoire. Il en est surtout ainsi chez les individus dont le tégument est doublé d'une couche épaisse de tissu graisseux, et c'est pour cette raison que, chez les personnes obèses, le plessisme donne si peu de résultats, et que du temps d'Avenbrugger et de Corvisart on en tirait bien peu de parti.

Lorsque, au contraire, le tégument est mince, les os servent en quelque sorte de plessimètre; c'est ainsi que, chez les gens exténués, tels que le sont la plupart des pneumophymiques, on peut en diagnose, utiliser la percussion directe. Dans de tels cas, les os plats font l'office de plessimètre; mais cet office est bien loin de s'accomplir avec la même perfection et la même certitude que si l'on emploie la percussion médiate. Des erreurs fort graves ont été commises par des auteurs qui se servaient du plessisme pour percuter la poitrine, et, par exemple, l'illustre Laënnec a été jusqu'à dire que la percussion du thorax des phthisiques donnait un son clair.

Le placoplessisme remplace donc avec avantage, pour les os superficiellement placés, la percussion directe; mais alors qu'il s'agit d'explorer les parties dures situées dans la profondeur des parties, au-dessous de parois épaisses composées de muscles, de graisse, de derme, etc., le plessisme des os est impraticable, et c'est seulement en déprimant les parties molles avec la plaque de médiation, en appliquant cette plaque de la manière la plus exacte sur le tissu solide qui lui résiste, c'est en maintenant énergiquement le placoplesse de manière à ce qu'il ne vacille pas, que, percutant alors, on parvient à tirer de l'examen des os, par la percussion, tout le parti qu'on est en droit d'en attendre.

Remarquons, avant tout, que ce n'est pas sur des os secs, mais bien sur ceux qui contiennent de la moelle dans leur cylindre ou du suc médullaire dans leurs cellules, ainsi que cela a lieu à l'état frais ou pendant la vie, et non sur des os morts dont les cavités intérieures contiennent non pas des liquides, mais bien des fluides élastiques, qu'il faut se livrer aux expérimentations destinées à acquérir de justes notions sur les sensations acoustiques et tactiles données par des parties dures percutées.

Les os produisent, en général, alors qu'on les percute sur la plaque d'ivoire, un tact et un son sclérosiques plus ou moins secs, mais ces sensations de dureté et de sécheresse varient infiniment suivant le degré de compacité et de dureté de ces organes, suivant les proportions de substances molles ou liquides qu'ils contiennent.

La partie moyenne du fémur, la face antérieure du tibia sur sa partie moyenne, le centre du radius et du cubitus percutés sur le plessimètre, donnent lieu à des sensations placoplessiques en rapport avec la dureté et la compacité des os portées au plus haut degré que l'on puisse observer à l'état normal; ce sont des sensations aphé et acouplessiques dont le caractère hypersclérosique est accompagné d'un timbre sec des plus marqué.

L'os frontal, les pariétaux, la portion supérieure de l'occipital, donnent aussi lieu par le plessimétrisme à un son et à un tact hypersclérosiques, mais ici le son est plus obscur, plus malaxique, l'élasticité est moindre; la raison de cette différence est facile à comprendre : derrière ces os plats se trouve le cerveau dont la structure est molle, et qui contient des substances liquides (du sang, de la sérosité, etc.). Ici l'enveloppe crânienne sert de plessimètre par rapport à ces parties non élastiques et qui ne peuvent en conséquence vibrer comme des os secs et compacts.

Les régions du crâne dans l'épaisseur desquelles se trouve de l'air en certaines proportions, celles, par exemple, qui recouvrent les sinus frontaux, les cellules mastoïdiennes, donnent par la médio-percussion un son et un tact sclérogaziques prononcés. On en peut dire autant des os propres du nez et des sinus maxillaires.

Les extrémités des os longs telles que : les condyles du fémur, du tibia, les parties supérieures du cubitus et inférieures du radius, les os du tarse et du carpe, le sacrum et le corps des vertèbres, quelques parties du bassin, etc., dont la structure est composée de cellules remplies d'un suc séreux ou graisseux et qui sont seulement recouvertes à leur surface d'une couche assez mince de tissu compact, produisent, lorsqu'on les percute, des sons et des impressions tactiles beaucoup moins sclérosiques que ceux qui sont obtenus par le placoplessisme des os précédents. Indépendamment des variations de sonorité et d'aphéisme que ces os présentent entre eux et qui sont les résultats de leurs différences de forme, d'épaisseur, etc., il y en a de non moins manifestes et qui tiennent au caractère aphé et acouplessique que communiquent à ces organes les parties qui les entourent ou qui leur sont sous-jacentes. C'est ainsi que les côtes, le sternum, les vertèbres en place, retiennent un peu du son ou de la sensation tactile que leur communiquent, soit les poumons, le cœur, le foie ou la rate, soit l'estomac ou les intestins situés à leur proximité ; c'est même ainsi que la rotule, recouvrant l'articulation fémoro-tibiale, emprunte de ce voisinage un caractère de percussion qui la différencie des autres os.

Une remarque très-importante doit être faite relativement au plessimétrisme des os à l'état normal, c'est qu'ils ne mettent que peu d'obstacles, même alors qu'ils ont beaucoup d'épaisseur, à l'appréciation, par la médio-percussion, de l'état des parties qui leur sont sous-jacentes. Sans parler du sternum, des côtes et des clavicules, dont Avenbrugger et Corvisart se servaient comme de placoplesse, il faut noter que les os iliaques, le sacrum et la colonne vertébrale elle-même, n'empêchent en rien de saisir les différences d'aphé et d'acouplessisme que présentent les organes qu'ils recouvrent. N'a-t-il pas déjà été prouvé par de nombreuses observations qu'à travers les os iliaques on reconnaît facilement des abcès qui leur sont sous-jacents, et que l'on parvient même à les limiter avec précision ?

Il serait à peu près inutile de décrire dans ce travail les procédés de plessimétrisme et d'organographisme applicables à chaque os en particulier (1).

Puisque le plessimétrisme des os donne des résultats si différents de ceux qui sont propres aux autres tissus organiques, il en résulte que l'on doit parvenir facilement à déterminer, dans les diverses parties du corps ou des membres, quelles sont celles où des os se trouvent accidentellement placés, et quel est le siége exact qu'ils y occupent.

Anormalement, comme à l'état physiologique, la dureté, la résistance, le son plus ou moins sec que les os présentent, permettent d'établir, par la médio-percussion, une ligne de démarcation très-nette entre ces corps solides et les parties molles qui les entourent, et l'organographisme donne les moyens de dessiner très-exactement leur position, leur forme, leurs rapports anormaux.

C'est particulièrement dans les fractures et les luxations que l'on peut utiliser ces recherches, et,

(1) Voir *Traité de plessimétrisme*, par A. Piorry. (Mai 1866.)

bien que les considérations y relatives s'éloignent de notre sujet, nous en dirons quelques mots, car ces notions plessimétriques sont peu connues encore. Prenons pour exemple le fémur.

Vient-on à conserver des doutes sur l'existence d'une ostéoclasie fémorale (fracture du fémur), et sur la position des fragments qu'elle a produits? Le plessimétrisme exécuté convenablement permet de les dissiper. En déprimant avec lenteur et avec la précaution indispensable à prendre pour éviter de causer des douleurs, on finit par appliquer profondément le plessimètre sur l'os de la cuisse; alors, à l'aide de la médio-percussion, on trace les limites exactes du fémur.

On parvient facilement à dessiner cet os à l'état normal en marquant successivement, avec le crayon, tous les points où la matité sèche de la substance compacte succède au son malaxique des muscles mis d'ailleurs dans le relâchement. Ici, c'est surtout d'un côté à l'autre et dans une direction horizontale qu'il faut successivement conduire et percuter la plaque d'ivoire, en ayant le soin de la tenir constamment dans cette même direction. Cette dernière précaution est très-importante; car si l'on inclinait le plessimètre de manière à suivre la circonférence du fémur, et si l'on continuait à percuter et à dessiner les limites où s'arrête le son mat et sec, on tracerait une figure de l'os trop large et qui ne donnerait pas une idée juste de la forme du fémur.

Ce qui est vrai de l'os de la cuisse considéré dans son ensemble ne l'est pas moins des divers fragments qui résultent de sa fracture ; en suivant, centimètre par centimètre, les points où la matité sclérosique propre aux fragments existe et ceux où le tact et le son malaxiques des muscles se rencontrent ; en marquant ensuite ces points avec le crayon, on obtient rigoureusement la forme de ces fragments, et l'on acquiert une connaissance exacte des rapports qui existent entre eux et les parties molles voisines.

Des considérations complétement analogues aux précédentes sont applicables : aux fractures du tibia, du péroné, de l'humérus, du radius, du cubitus, de la clavicule ; à l'écartement des fragments de la rotule et de l'olécrane, écartement que l'on observe à la suite des fractures de ces os ; etc. .

Un os long ou plat qui ne serait que fendu, donnerait-il au plessimétrisme un son spécial, ainsi qu'il en arrive pour un vase fêlé? Ce serait là une recherche intéressante à faire.

Des considérations de ce genre sont entièrement applicables aux luxations ostéiques ou arthrodiastasies, et nous ne craignons pas d'affirmer avec M. Piorry que les chirurgiens qui voudront bien se persuader qu'ils ne doivent négliger aucun des moyens propres à rendre la diagnose plus certaine, se serviront avantageusement du plessimétrisme, alors qu'il s'agira d'établir avec certitude la disposition anatomique que présentent les os atteints de luxations. Soit, par exemple, une luxation de l'humérus ou du fémur : il est évident qu'en dessinant, au moyen du plessimètre, le corps de l'os et en le suivant de proche en proche, jusque vers le col, on arrivera ainsi jusqu'à la tête de ce même os; rien ne sera plus facile alors que de déterminer le siége, la forme, soit de cette tête, soit des saillies osseuses près desquelles elle est placée. On jugera, dès lors, avec exactitude des rapports existants entre ces diverses parties.

Ce serait principalement dans les cas de luxations spontanées du fémur ou d'arthrocoxie, qu'il serait utile d'apprécier au juste la position respective de l'os coxal et de celui de la cuisse; malheureusement cette articulation est si profondément placée et sa configuration est si compliquée, qu'il est bien difficile de dessiner les formes de la tête osseuse et de l'ischion, situés qu'ils sont au milieu de muscles souvent contractés et de parties indurées ou altérées dans leur structure.

Les éléments que nous venons de donner sur la diagnose plessimétrique des solutions de continuité et de contiguité des os ont non-seulement une valeur absolue au point de vue de ces lésions, mais encore une valeur relative dans la question qui nous occupe, et comme diagnostic différentiel, et comme ressources diagnostiques pour constater les désordres (fractures ou luxations), qui peuvent compliquer le ramollissement des os.

Les déformations des os, les courbures anormales dont ils sont susceptibles, deviennent parfois évidentes au moyen de dessins dirigés par le plessimétrisme. Bien que ce fait ait une grande importance pratique, il est à peine connu; publié depuis un très-grand nombre d'années, on ne l'utilise guère dans la pratique. Cela vient, il faut bien le dire, de ce que la plupart de ceux qui sont chargés ou qui se chargent de la mission essentiellement humanitaire d'enseigner la médecine, n'ont que très-incomplétement étudié, soit le plessimétrisme en général, soit celui des os en particulier, qu'ils ne connaissent pour la plupart que d'une manière fort imparfaite.

C'est surtout pour le rachis qu'il est indispensable d'étudier, par le plessimétrisme, quelle est la direction générale des os qui le forment. On voit en très-grand nombre des individus dont les épines vertébrales paraissent disposées les unes au-dessous des autres dans une direction presque verticale, et cependant, si l'on percute sur la plaque d'ivoire la colonne rachidienne de ces individus, on trouve que la matité en rapport avec les corps des diverses vertèbres n'est pas située dans la ligne médiane ; loin de là, on constate à la région dorsale que ces os sont inclinés à droite de 3 centimètres et plus, tandis qu'à la hauteur de la région lombaire, ils sont déviés en sens inverse. Or, en circonscrivant, en limitant, par le plessimétrisme, les bords droit et gauche de la colonne vertébrale, et en dessinant ces parties avec exactitude, on trouve qu'il y a, dans de tels cas, d'étranges déformations. Si l'on conservait des doutes sur cette diagnose, elle serait facilement confirmée : 1° par l'examen de la forme générale de la personne examinée ; 2° par l'élévation du scapulum correspondant à la convexité de la courbure rachidienne ; 3° par l'augmentation considérable de la stature du malade, alors que l'on fait redresser le tronc par l'influence de la volonté, etc.

Il est si utile de tenir compte du fait précédent que, si on l'ignore, on ne reconnaît pas, au début, l'invasion de l'état pathologique désigné par les auteurs sous le nom de *rachitisme*. Dans une multitude de cas, il arrive encore que l'on prend, pour une matité de cause phymique, la présence d'un son sclérosique ayant pour siége la partie supérieure et interne de la région scapulaire en rapport avec la présence du corps des vertèbres dorsales sous les côtes droites. Faute de connaître cette torsion rachidienne, on ne fait pas assez d'attention, chez les jeunes filles de 12, 13, 14, 15, 18 et même 20 ans, aux déviations des vertèbres lombaires qui, abandonnées à elles-mêmes, sont suivies plus tard de déformations du bassin susceptibles de donner lieu, lors de l'accouchement, à des accidents très-graves. Nous avons insisté plus haut sur ces déformations.

La largeur, l'épaisseur d'un os sont tout aussi bien mesurées par le plessimétrisme que leur forme et leur direction sont exactement dessinées par cette méthode d'investigation. Les applications pratiques de ce fait sont des plus nombreuses et des plus utiles.

Veut-on savoir, par exemple, si un os est augmenté de volume sur un point où il est douloureux? il suffit de le limiter par le plessimétrisme pour en déterminer la largeur ; une augmentation de matité, constatée au moyen d'une percussion forte et profonde, fera apprécier un accroissement dans son épaisseur. Le tissu osseux présente-t-il, dans quelque partie de son étendue, une consistance supérieure à celle du reste de sa surface ? il en résulte que le placoplessisme donnant lieu à des sensations sclérosiques et sèches fera reconnaître cette induration, état morbide qui, à un degré extrême, a reçu le nom d'éburnation.

Tout au contraire, lorsque le tissu osseux est *ramolli*, c'est-à-dire lorsque les proportions d'éléments calcaires y font défaut, tandis que les parties plus molles qui entrent dans sa composition sont exubérantes, on constate, au moyen d'un son malaxique et presque hydrique, qu'il en est ainsi. Chose remarquable, presque constamment, quand un os ou une portion d'os est plus volumineux que cela n'a habituellement lieu, le placoplessisme fait constater qu'il est aussi *moins dur* qu'à l'ordinaire; c'est ce que l'on trouve dans les exostoses et les périostoses, et l'on observe ce fait dans les cas où ces états pathologiques sont dus à une cause traumatique, tout aussi bien que dans ceux où le virus syphiosique leur a donné naissance.

Que de fois, à l'hôpital ou en ville, n'avons-nous pas eu l'occasion d'observer des cas d'exostose ou de tuméfaction d'un os, datant d'un temps plus ou moins long, lesquels étaient accompagnés d'un degré de *ramollissement* très-marqué, et facile à constater par le son et le tact malaxique obtenus, et contrastaient avec la matité sèche et sclérosique des os non altérés.

Un corps étranger est-il engagé dans les os? si sa texture, ses éléments composants sont différents de ceux de ces organes, il donnera lieu, par la médio-percussion, à un tact et à un son d'autant plus dissemblables à ceux que ces mêmes organes produisent, que les différences dont il s'agit seront plus tranchées.

Les tumeurs des os étant en général de même nature que celles qui se développent dans d'autres parties du corps, il en résulte que les considérations qu'on peut établir par la diagnose plessimétrique de ces dernières, sont applicables aux célies osseuses.

Les tuméfactions phlegmasiques des os ou du périoste donneront ordinairement, à la percussion, un son et un tact moins sécs et plus malaxiques que les parties saines de ces organes. S'il s'y dépose du pus ou d'autres liquides, les points où ce dépôt aura lieu donneront naissance, par le plessimétrisme, à une matité hydrique qui contrastera avec la dureté et la sécheresse des régions compactes d'alentour ; les gonflements articulaires, dits tumeurs blanches, fourniront, par la percussion médiate, des sensations plus ou moins sclérosiques ou malaxiques ou même hydriques, selon que la proportion des éléments calcaires, des tissus organisés, des liquides séreux ou pyoïques y seront plus abondants. Certes, le squirrhe de l'os sera plus dur que l'encéphaloïde ramolli, et les sons auxquels ces productions morbides donneront naissance devront avoir un autre timbre que ceux qui seront produits par les lésions auxquelles on a donné si singulièrement le nom de *gourmes*.

Nous terminerons ce paragraphe, auquel nous avons cru devoir donner une place importante dans ce travail, par une étude rapide de la pseudo-percussion appliquée à la diagnose de l'état des synoviales articulaires. Cette étude n'est pas indifférente dans la question; elle complétera le diagnostic différentiel des maladies des os, sous le point de vue de la percussion médiate.

Dans l'arthrite produite par une cause accidentelle, dans l'hémitarthrite, dans l'hydarthrose (hydarthrie), il est souvent fort difficile de décider, par la méthode ordinaire d'exploration, si les jointures contiennent ou non des liquides; il faut que la sérosité ou le pus soient déposés dans le genou, l'articulation tibio-tarsienne, en très-grande porportion, pour que l'on puisse y saisir la fluctuation; la tuméfaction des extrémités osseuses ou des parties molles en impose trop souvent par la présence des liquides dans les synoviales. Le choc de la rotule contre les cartilages du fémur et du tibia, moyen précieux de diagnose, ne peut être produit que dans le cas où une grande proportion de liquide est contenue dans la jointure ; à la suite d'une contusion, du sang peut y être épanché, et la tuméfaction extérieure ne permet pas de s'assurer alors de sa présence, etc. Or, dans tous les cas précédents, le plessimétrisme organographique permet de dessiner, dans les grandes jointures des membres, les lignes qui correspondent aux limites des os, des parties molles et des liquides contenus dans les jointures.

Prenant pour exemple l'articulation tibio-fémorale (car il ne serait pas possible de tracer la manière de s'y prendre pour explorer plessimétriquement toutes les jointures), voici comment on procédera à son exploration, au moyen de la percussion médiatisée. D'abord, on percutera la rotule, en dirigeant successivement la plaque d'ivoire dans le trajet de deux lignes qui se croisent perpendiculairement au centre de l'os, et rien n'est facile comme de trouver les points où cet os cesse de correspondre et ceux où l'on rencontre les parties molles ou le liquide qui l'entourent ; le son, le tact sclérosiques, s'obtiendront tant que la rotule se trouvera au-dessous de l'instrument ; le caractère hydrique ou malaxique se prononcera tout aussitôt que la percussion s'opérera au niveau des liquides accumulés dans la synoviale, ou des parties molles au-dessous desquelles, en appliquant fortement le plessimètre et en percutant profondément, on constatera, an moyen du son et d'un tact sclérosiques, la présence des condyles du fémur et de l'extrémité supérieure du tibia. Or, s'il s'agit d'une collection de liquides dans la synoviale, en suivant toujours les lignes précédentes par delà la rotule, l'aphé et l'acouplessisme permettent de trouver bientôt, d'abord sur le lieu où existe l'épanchement, une matité hydrique des plus prononcées, qui, alors que l'on arrive à pratiquer le plessimétrisme sur les muscles, est remplacée brusquement par le caractère malaxique propre à ces organes. En limitant et en indiquant ensuite, avec le crayon, tous les points où cette succession de sensations tactiles et acoustiques a lieu, on obtient un dessin parfaitement exact de la forme, de l'étendue et de l'épaisseur de la collection de liquides; on se fait même alors une juste idée des proportions dans lesquelles il est accumulé, et en renouvelant ces recherches, plusieurs jours de suite, on constate si l'épanchement continue d'avoir lieu, s'il augmente ou s'il décroît, et de cette façon on parvient aussi à apprécier l'influence des moyens hygiéniques, chirurgicaux ou pharmaceutiques que l'on met en usage pour s'opposer au mal.

Les études plessimétriques que nous publions dans ce travail sont malheureusement peu connues de la plupart des praticiens, et c'est pourquoi nous les avons étendues au delà des besoins de notre cause. Du reste, comme elles embrassent la généralité des lésions osseuses, elles constituent les bases les plus solides du diagnostic différentiel de ces lésions entre elles, et, par conséquent, de celui du *ramollissement* des os avec les diverses maladies que ces organes peuvent subir.

Si nous avons commencé par indiquer les notions anatomiques et les résultats du plessimétrisme des os à l'état normal, c'est que nous avons cru nécessaire de fournir ces données au lecteur qui ne pourrait, s'il les ignore, juger par comparaison des changements de son et des différentes impressions tactiles que nous avons signalées comme appartenant au plessimétrisme des os malades.

Nous ajouterons, pour clore ce paragraphe, que tel est l'immense avantage des faits physiques, et, parmi ceux-ci, des résultats plessimétriques, dans le but de la diagnose, qu'ils n'ont jamais varié, qu'ils sont ce qu'ils ont été depuis leur découverte, toujours vrais, précis, infaillibles; tandis que les conceptions systématiques qui reposent sur une symptomatologie douteuse se sont reproduits de mille façons, sous toutes les formes, ont éprouvé des changements aussi nombreux que ceux à la mode, aussi capricieux que leur vogue éphémère, et qu'il en sera ainsi jusqu'à ce que le bon sens ait fait un triage honnête et raisonnable parmi les signes des organes, si jamais le bon sens domine un jour dans les élucubrations de l'esprit humain.

Voici quelques observations on ne peut plus remarquables d'ostéomalacie recueillies par différents auteurs, et qui viennent à l'appui de ce que nous avons précédemment avancé.

Ire Observation. — L'observation la plus ancienne que nous trouvons dans les auteurs est celle d'un médecin arabe (1) nommé Gschuzius, qui

(1) Reiske, *Opuscula med.*, et monum. arab.

parle d'un augure nommé Satih. Ses os étaient tellement ramollis, qu'on n'en trouvait de solides que dans la tête, la nuque et les mains ; il ne pouvait remuer que la langue, tous les membres étant immobiles ; les chiens et les chats l'attaquaient lorsqu'il était déposé par terre ; il se laissait porter sur une natte de palmier.

IIe Obs. — Zacutus Lusitanus rapporte qu'un nouveau-né avait les os des jambes mous et flexibles comme la cire ; il ne fut guéri qu'à sa cinquième année, après avoir pris beaucoup de bains fortifiants.

IIIe Obs. — Eckmann parle d'une famille dans laquelle cette maladie était héréditaire. Il raconte que cette famille vivait dans les mines de fer à Danemora, en Upland ; on y observa jusqu'à la troisième génération des ramollissements, de la fragilité et des déviations des os. Personne, dans cette famille, n'a été affecté de maladies vénériennes. Son habitation n'était point dans une contrée marécageuse ; sa nourriture était la même que celle de toutes les autres personnes qui travaillaient dans les mines. Le premier individu de la famille qui est mort rachitique avait des parents bien portants qui ont travaillé dans les mêmes mines ; il avait des enfants et des petits-enfants qui jouissaient d'une bonne santé jusqu'à l'âge de la puberté, où ils devenaient rachitiques par suite du ramollissement des os, et leurs membres se cassaient sans cause appréciable.

IVe Obs. — Dans l'ouvrage de Planck (1), nous trouvons une observation qui prouve que la conception et l'accouchement peuvent avoir lieu, bien que la femme soit affectée du ramollissement des os. Cet auteur parle d'une femme qui a eu sept enfants ; après la huitième couche, elle fut affectée d'un rhumatisme, auquel succédèrent des douleurs chroniques continues dans les membres ; ces douleurs l'empêchèrent de marcher. Elle devint encore une fois enceinte, se cassa les deux os de l'avant-bras droit ; mais cette fracture ne se consolida jamais, pas même après l'accouchement. Celui-ci fut assez heureux ; elle accoucha de deux jumeaux, mais bientôt les os commencèrent à se courber, et le ramollissement des os devint évident.

Ve Obs. — Stein a été obligé d'employer, chez une femme qui accoucha sept fois naturelle-

(1) *Commentatio de osseosarcosi.*

ment, au huitième accouchement, un forceps, à cause du rétrécissement du bassin à la suite d'un ramollissement des os ; à la neuvième couche, il se servit du céphalotribe, et à la dixième, il pratiqua l'opération césarienne, l'étroitesse du bassin ayant tellement augmenté, qu'il ne restait que ce moyen pour sauver la vie de l'enfant et celle de la mère.

VIe *Obs.* — Voici l'observation de la marquise Bernard d'Armagnac (1) : elle était âgée de neuf à dix ans, lorsqu'elle eut une fièvre maligne, dont elle guérit. Mais elle conserva toujours de la fréquence du pouls. Elle était toujours alitée; on ne pouvait la remuer ni la toucher, car elle craignait qu'on ne lui cassât les os. Cinq à six mois avant sa mort, tous les os avaient si peu de consistance que, lorsqu'on la remuait, il semblait qu'on touchait de la pâte; il fallait lui mettre les aliments dans la bouche, et elle ne pouvait les mâcher s'ils n'étaient liquides, à cause de la mollesse des mâchoires; elle était devenue très-contrefaite, se plaignait de la dyspnée, des battements de cœur et des douleurs vagues; elle avait de la

(1) *Mercure*, mars 1700.

diarrhée, des épistaxis. Tous les os des membres étaient ramollis; on n'y trouva aucune moelle, ni aucune cavité; tous paraissaient spongieux et mous comme la cire ramollie; les os du tronc étaient de la même mollesse. Les os de la tête étaient très-ramollis; on les coupait avec un rasoir; le diploé était confondu avec les deux tables des os; en un mot, tous les os du crâne étaient mous comme la cire ramollie.

Il y avait un grand abcès à l'articulation ilio-fémorale droite, et au milieu du fémur gauche l'os disparaissait dans la longueur de quatre à cinq travers de doigt; mais on trouva à sa place une chair molle, spongieuse et fort rouge.

Tous les cartilages, les tendons, les ligaments étaient comme de la bouillie; toutes les chairs, fort molles et relâchées, paraissaient comme œdémateuses.

VIIe Obs. — Planck parle d'un homme de Sédan, observé par Abraham Bauda; il se nommait Pierre Siga, était âgé de vingt-quatre ans. Sa maladie commença par des douleurs dans les membres inférieurs, lesquelles s'étendirent sur tout le corps. Tous les os se sont ramollis; on pouvait remuer ses membres dans tous les sens, sans provoquer de douleurs bien vives; enfin, par suite de la déformation des membres, le malade diminua de taille, et fut réduit à la hauteur d'un petit enfant. Il est mort à l'âge de trente-deux ans.

VIIIe Obs. — Nous avons parlé des altérations cadavériques que Gooch avait trouvées chez une femme morte de l'ostéomalacie. Voici cette observation; elle confirme, en beaucoup de points, ce que nous avons dit en général de la marche et des symptômes de cette affection.

Gooch dit que la maladie débuta chez cette femme par des douleurs qui se firent sentir dans tout le corps, et furent accompagnées de la fièvre. Au bout de quelques semaines, ces douleurs se fixèrent aux jambes et aux cuisses; elles n'augmentaient point par la pression. Au mois de juin 1749, elle se cassa la jambe, en allant de son lit à un fauteuil, et elle entendit l'os se casser; la fracture. réduite sur le champ, ne se consolida point, mais les os devinrent très-flexibles; bientôt après, la maladie faisant des progrès, la jambe et la cuisse du côté opposé furent affectées de la même manière : alors les deux extrémités s'œdématièrent, s'excorièrent et rendirent une matière ichoreuse peu liée et d'une couleur jaune. Les symptômes du scorbut se déclarèrent : on employa les toniques sans aucun effet ; la menstruation devint plus régulière ; l'appétit et la digestion furent meilleurs qu'auparavant. Mais dans les derniers temps de sa vie, la respiration devint difficile ; l'épine dorsale se courba, et à chaque inflexion des vertèbres la malade ressentait une douleur dans la région des lombes. Ses membres lui devenant inutiles, elle se tenait assise sur son lit. Mais les os du bassin s'étant aussi ramollis, ils s'élargirent sous le poids du corps; les extrémités des doigts et des pouces devinrent également très-larges, et, par suite des fréquents efforts que la malade faisait pour se lever, les phalanges se recourbèrent sur elles-mêmes. Cette grande flexibilité des os augmenta peu à peu, devint plus générale ; la malade maigrit considérablement, sa respiration devint excessivement gênée, le flux menstruel cessa tout à coup, quatre mois avant la mort; la malade conserva ses facultés intellectuelles jusqu'au dernier moment.

A l'ouverture du corps, qui avait deux pieds deux pouces de moins que dans son état naturel, on trouva le cœur et les poumons sains ; mais ils avaient été très-comprimés, surtout par le foie. Celui-ci, sans être squirrheux ni malade en aucune manière, avait acquis un volume considérable. La rate était petite, et le mésentère avait une seule grosse glande squirrheuse. Les altérations des os ont été rapportées plus haut.

IXe Obs.—Nous trouvons dans les *Éphémérides des Curieux de la nature* l'observation suivante : Une femme noble, âgée de trente-deux ans, d'une constitution délicate, fut mariée à seize ans; elle a eu plusieurs enfants et quelques avortements. Elle était sujette à des douleurs à l'humérus droit; ces douleurs augmentaient de plus en plus, surtout aux époques de la grossesse et des accouchements, malgré les divers moyens employés; les couches étaient très-laborieuses. Bientôt elle fut obligée de rester au lit. Il se développa une tumeur dure dans l'os maxillaire supérieur, qui même déplaça l'œil; cette tumeur resta fistuleuse jusqu'à la mort. En même temps la malade éprouva très-fréquemment des céphalalgies qui duraient pendant quelques heures dans la journée; la douleur était gravative, quelquefois pongitive. Des douleurs se faisaient aussi sentir quelquefois dans les membres, surtout du côté droit; elles tourmentaient beaucoup la malade. Les membres se contournèrent, et le moindre attouchement provoquait des douleurs qui se faisaient sentir surtout à la région sacrée. Quelques semaines après, les bras droit et gauche devinrent peu à peu immobiles. Des accidents fébriles se manifestèrent; la malade avait des nausées, les selles étaient rares ; la respiration devenant de plus en plus gênée, la malade, après s'être beaucoup affaiblie, mourut.

Après la mort on trouva les os de toutes les extrémités et ceux du bassin très-ramollis et comme charnus; à l'intérieur, ils étaient tellement mous et rouges qu'ils ressemblaient à la substance des gencives. Les autres os, comme les vertèbres et les côtes, étaient moins ramollis; mais ils se laissaient couper avec le scalpel et se cassaient par une contorsion légère. Les autres os du crâne avaient encore de la consistance ; cependant on les coupait avec un instrument tranchant. Tous les autres organes étaient sains : un peu de sérosité dans les premiers; la tumeur de l'os maxillaire supérieur donna du pus; la peau était pourtant intacte, quoique les linges fussent pourris là où la malade était couchée.

Xe Obs. — Voici l'observation de Silvanus Beveau, extraite des *Transactions philosophiques de Londres.*

Une femme fut affectée de diabète en 1738 ; cette maladie fut accompagnée de la fréquence du pouls, de la soif, et surtout de douleurs dans les épaules, au dos et dans les membres; elle perdit son appétit. La malade resta dans cet état pendant deux ans. Au bout de ce temps elle eut la fièvre intermittente, à la suite de quoi le diabète diminua, et peu de temps après il disparut complétement ; mais les douleurs des membres ne cessèrent jamais. La fièvre hectique diminua d'intensité. Dix-huit mois plus tard, elle fut obligée de s'aliter, à cause de la faiblesse et des grandes douleurs qu'elle éprouvait dans les membres; bientôt après, les os de ses jambes et de ses bras sont devenus mous et tellement flexibles que ses membres se laissaient plier facilement. Elle mourut le 12 août 1742, à l'âge de quarante ans.

A la nécroscopie on trouva le sternum, les côtes et les cartilages très-mous; tous les cartilages costaux pliés en double. Après avoir enlevé le sternum, on trouva les poumons très-adhérents et très-comprimés contre les côtes; mais ils étaient plus flasques et moins volumineux qu'à l'ordinaire : le cœur avait son volume normal; le foie et la rate étaient assez volumineux; les intestins contenaient beaucoup de gaz. Il y avait des apparences d'ankylose dans les petites articulations, par exemple aux os du carpe et du métacarpe; mais en les ouvrant on les trouva seulement très-minces : les cartilages articulaires étaient tout à fait dissous.

Après avoir incisé les parties molles des jambes et des bras, on trouva les lames externes des os ramollies et tout à fait membraneuses, contenant, à la place de la substance osseuse, une matière de la consistance du miel épaissi, d'une couleur rougeâtre, d'une odeur assez agréable; il n'y avait pas de traces d'os ni dans les bras ni dans les jambes, excepté tout près des articulations qui étaient dissoutes en partie; ce qui en restait était très-mou et rempli de cavités comme une ruche à miel. Les extrémités des os cédaient facilement à la pression. La taille avait dix-sept pouces de moins que dans l'état sain.

XIe Obs. — Les *Archives générales de médecine* nous donnent un exemple remarquable de ramollissement des os observé à l'hôpital des Vénériens de Paris.

Thévenot Josephine, âgée de vingt-cinq ans, lingère, d'une taille élevée, bien conformée, et n'ayant jamais eu de maladies sérieuses, se maria à dix-sept ans, et eut une fille qui existe encore et qui est en parfaite santé ; ses parents sont encore vivants et ne présentent aucune trace de maladie transmissible par hérédité. Au mois de septembre 1833 elle entra à l'hôpital du Midi, pour se faire traiter d'un écoulement blennorrhagique vaginal et de quelques végétations qui siégeaient sur la muqueuse vulvaire. Cette affection était récente, au dire de la malade. On employa les émollients ; on excisa les végétations, et la malade sortit au bout de quelques semaines : l'écoulement n'était pas entièrement tari.

Deux mois après, elle rentra dans le même hôpital, son écoulement avait cessé, aucun symptôme ne se présentait du côté des organes génitaux ; mais des signes d'une maladie grave engagèrent à la garder à l'hôpital. Cette femme a remarqué que déjà, un an avant sa première entrée à l'hôpital et avant sa blennorrhagie, elle avait commencé à ressentir une fatigue générale dans tous les membres, fatigue que le moindre exercice augmentait considérablement. A ce sentiment pénible succédèrent des douleurs qui, d'abord faibles et vagues, devinrent ensuite plus intenses, et semblèrent se fixer principalement aux cuisses ; elles en occupaient le centre et de là se portèrent ensuite sur toutes les régions du corps. Lors de sa première entrée à l'hôpital, la malade ne s'en plaignit point. Du reste, elles étaient alors peu intenses, et lui permirent de faire un long trajet à pied pour rentrer à la maison. Mais, après sa sortie de l'hôpital, ses souffrances augmentèrent. A sa seconde entrée à l'hôpital, ses douleurs de cuisses étaient surtout très-vives. Pendant les premiers temps, la malade pouvait encore faire quelques pas en s'appuyant contre les murailles et les lits de la salle. Sa marche, qui était fort douloureuse, offrait cela de singulier que les genoux, étant fortement rapprochés l'un de l'autre, se heurtaient, même dans le mouvement de progression, phénomène qui a a été signalé dans les fractures des deux cols du fémur. Elle fut bientôt forcée de garder le lit. Les membres inférieurs n'offraient aucune mobilité anormale, aucun raccourcissement. Les membres supérieurs et le tronc jouissaient de toute leur mobilité ordinaire.

On crut à une affection de la moelle. Le traitement dirigé dans le sens de ce diagnostic n'amena aucun soulagement. Les douleurs s'exaspérèrent au contraire. Le décubitus prolongé produisit une vaste escharre au sacrum, et la malade fut emportée par le travail d'élimination et par la suppuration abondante qu'entraîna l'existence de cette escharre. Quatre jours avant sa mort, 29 mars 1834, en voulant la remuer pour arranger le drap de son lit, sa cuisse gauche se fractura au tiers moyen à peu près. Aucun appareil ne fut appliqué.

Nécroscopie. — L'embonpoint du cadavre était encore assez prononcé ; une large escharre occupant la région sacrée, avait envahi une portion du sacrum, et adhérait encore aux parties saines. Les centres nerveux n'offraient la trace d'aucune altération. Les organes respiratoires, digestifs, ainsi que ceux de la circulation, étaient parfaitement sains.

Deux ou trois petites végétations siégeaient sur la muqueuse vulvaire. Du reste, les organes génitaux externes et internes n'offraient aucune altération pathologique.

Les muscles avaient leur couleur naturelle et n'étaient point amincis. Les os sont dans l'état suivant : ils ont tous conservé leur volume normal et ne présentent aucun gonflement, aucune tumeur. Leur poids est singulièrement diminué (d'un tiers à peu près du poids ordinaire). Ils sont plus flexibles que dans l'état normal; toutefois ils se rompent aisément par une courbure exagérée. Il a été facile, avec les plus légers efforts, de fracturer tous les os longs. Les fractures ainsi produites sont comminutives ; les fragments présentent des aspérités nombreuses. Il semble que le tube osseux a été déchiré plutôt que rompu. Beaucoup de sang s'écoula des surfaces fracturées. La fracture du fémur produite pendant la vie a les mêmes caractères.

Ce ramollissement et cette fragilité se rencontrent dans tous les os, sans exception, mais surtout aux fémurs, aux os des jambes, du bassin, et aux vertèbres. Le périoste qui recouvre ces os se détache avec une extrême facilité, et entraîne avec lui les prolongements qu'il envoie dans le tissu osseux pour y accompagner les vaisseaux. En comprimant un de ces os, on en voit suinter le sang par une multitude de petites ouvertures.

Les vaisseaux sanguins des os, ceux que le périoste leur envoie, ont un volume plus considérable.

Tous les os ont une couleur très-rouge, très-foncée ; le scalpel entame aisément leur tissu. On n'a point retrouvé cette prédominance de matière gélatineuse signalée par quelques auteurs qui ont décrit des os carnifiés. L'analyse chimique a démontré d'une manière évidente que le phosphate calcaire est dans une proportion moindre que dans l'état normal. Quand on a enlevé le périoste, on trouve une couche de tissu osseux, d'une demi-ligne d'épaisseur environ, qui semble presque réduit en poussière désorganisée. Sous cette couche le tissu osseux présente, dans les os longs surtout, une structure à fibres longitudinales, qu'on peut séparer, jusqu'à un certain point, du tissu cellulaire et des vaisseaux (ce qui semblerait confirmer l'opinion d'Albinus). La couche de tissu osseux qui est en contact avec la membrane médullaire est au même état que la couche externe.

La cavité médullaire des os longs est considérablement augmentée, au point que, dans le milieu des fémurs, le cylindre osseux conserve à peine une ligne d'épaisseur. Elle est remplie par une substance médullaire très-épaisse, semblable à de la bouillie, couleur lie de vin, et diaprée par des granulations jaunâtres qui lui donnent l'aspect que présente l'intérieur du foie après certaines résorptions purulentes.

La membrane médullaire est infiltrée de sang, épaissie ; elle se détache aisément du tissu osseux, et entraîne les filaments vasculaires adhérents au tissu osseux.

Dans les os courts, dans les extrémités des os longs, là où la membrane médullaire n'est plus représentée que par du tissu cellulaire lamelleux qui accompagne les vaisseaux sanguins, ces altérations sont moins prononcées.

Les deux cols du fémur ont entièrement disparu. Ils ont été résorbés, et la tête de l'os ne tient plus au corps que par la capsule fibreuse articulaire.

Nous donnerons maintenant deux observations très-remarquables, recueillies par M. Stanski. Elles ont été rédigées avec le plus grand soin ; des détails très-importants ont été donnés, et la description de ces deux faits cliniques est presque une monographie de l'affection dont il s'agit. C'est pourquoi ces observations méritent d'être reproduites.

1re Observation. — *Cancer du sein chez un homme. — Ablation. — Récidive. — Mort. — Dégénérescence et ramollissement des os. — Squirrhe du foie.*

Un homme âgé de 52 ans entra à l'infirmerie de Bicêtre pour une tumeur cancéreuse du sein droit.

Cet homme, d'un tempérament très-nerveux, né de parents dont aucun n'a été affecté de maladie cancéreuse, était, depuis son enfance, sujet à de fortes migraines, qui plus tard allèrent en augmentant. A dix ans, il a eu des épistaxis très-fréquents. Il y a six ans, à peu près, il remarqua que le mamelon droit saignait légèrement sans lui donner de douleurs ni de cuisson. Un an après et au même mois, et après un temps très-chaud, l'hémorrhagie se renouvela sur le même mamelon. Dans les deux cas, il s'écoula très-peu de sang; mais depuis ce second accident, il y éprouva une douleur peu vive, et un an passé, le malade remarqua à cet endroit une induration, laquelle, pendant deux ans, fit très-peu de progrès.

Cependant, des chagrins multipliés, une grave maladie de la poitrine, une alimentation insuffisante, le réduisirent à un tel état de faiblesse, qu'il ne pouvait se lever. Ses jambes enflaient, et il avait de temps en temps des palpitations. Depuis son entrée à Bicêtre, son état général s'est beaucoup amélioré ; il se plaint seulement d'une faiblesse d'estomac qui parfois s'exaspère et lui permet de faire usage de légumes.

Il y a deux ans, à peu près, la tumeur commença à augmenter de volume, les douleurs devinrent vives et lancinantes, en même temps les migraines ont diminué.

Trois mois avant l'opération, on reconnut trois petites glandes indurées et douloureuses dans l'aisselle du côté malade. Le 30 avril 1834, on extirpa ces diverses tumeurs. Alors celle du sein avait trois pouces environ d'étendue transversale, et un pouce et demi de haut en bas ; elle était mobile sur les parties sous-jacentes, mais elle adhérait à la peau, qui était un peu rouge, sans être ulcérée. La tumeur était le siége de douleurs atroces. Dans l'aisselle droite, il y avait trois ganglions durs et assez douloureux à la pression ; il s'en trouvait d'autres derrière le grand pectoral et autour des vaisseaux axillaires.

Celle du sein était formée d'une substance grisâtre ou d'un blanc mat, dure dans toute son étendue. Dans quelques endroits se trouvaient de petites masses grosses comme un pois, de matière jaune friable. Vers la partie externe, existaient des stries très-nombreuses de substance noire. La peau était adhérente. Parmi les ganglions, il y en avait qui étaient formés de matière squirrheuse blanchâtre ; d'autres présentaient un peu de matière jaune comme celle du sein. L'opération n'offrit rien de remarquable ; les suites n'ont présenté aucun accident grave, et le malade guérit vers le 15 novembre de la même année.

Mais dans le courant du mois de décembre, il revint pour une récidive. Immédiatement au-dessus de la cicatrice existaient trois ou quatre petites tumeurs du volume d'une lentille, et mobiles sous la peau. Une ulcération se forma et donna lieu à des hémorrhagies ; les douleurs étaient insupportables.

Un jour le malade voulant se servir de son bras

droit, le souleva, et au même moment il éprouva une vive douleur vers l'extrémité interne de la clavicule correspondante. On constata une fracture qui se consolida ; mais à l'endroit de la fracture parut une tumeur considérable, douloureuse au toucher, suivie du développement d'une tumeur semblable sur l'autre clavicule. Les douleurs étaient très-vives, et s'étendaient vers la partie antérieure du thorax, surtout vers la région sternale, et nous constatâmes que le sternum, ainsi que les clavicules, cédaient avec une élasticité très-prononcée sous la pression du doigt. La face interne du tibia droit devint aussi le siége de douleurs très-vives ; on y observa beaucoup de gonflement et un peu de rougeur à la peau. Le malade fut pris d'une toux sèche, très-pénible à cause des douleurs qu'elle provoquait dans les parois thoraciques. Plusieurs fois il eut des syncopes en se levant pour aller à la selle. Les deux ou trois semaines qui précédèrent sa mort, il se plaignait de souffrir dans tout le corps ; il restait toujours dans son lit, craignant tout mouvement, et, disait-il, pour ne pas se casser les os, qui lui paraissaient très-fragiles.

Le 3 août 1836, il eut une légère quinte de

toux, qui lui causa dans la poitrine une douleur si forte qu'elle l'empêcha de tousser davantage ; la trachée-artère se remplit de mucosité, et le malade expira après une agonie de six heures.

Ouverture du corps trente-six heures après la mort.

Le cadavre présente une maigreur considérable ; le thorax est très-aplati d'avant en arrière ; le sternum surtout paraît enfoncé par rapport aux côtes. Après avoir enlevé la peau de la partie antérieure de la poitrine, on aperçoit dans la région du sein droit, au devant du sternum, et autour des clavicules, une substance blanche, lardacée, criant sous le scalpel ; au-dessous de cette substance, évidemment squirrheuse et de deux lignes d'épaisseur tout au plus, on aperçoit les traces d'anciennes fractures des côtes et deux ou trois récentes. Les extrémités antérieures des sept premières côtes, et de chaque côté leurs cartilages, le sternum et les clavicules sont complétement transformés en squirrhe, de sorte qu'on n'y aperçoit aucune trace de tissu osseux. Enfin le tibia droit offrait aussi une dégénérescence lardacée, et conservait cependant encore assez de tissu osseux à l'extérieur.

Les organes thoraciques ne présentent aucune lésion appréciable, excepté le poumon droit, qui est fortement engorgé et adhère intimement à la paroi thoracique au niveau de la moelle.

Parmi les organes abdominaux, le foie seulement présentait quatre ou cinq tubercules squirrheux de la grosseur d'une noisette.

Les autres viscères étaient sains.

Les pièces ont été déposées au musée Dupuytren.

IIe Observation. — *D'un ramollissement des os sur le sieur P....., mort à l'hôpital Cochin, le* 12 *décembre* 1837.

P..., (Charles-Auguste), âgé de dix-huit ans, tourneur, est entré à l'hôpital Cochin, le 26 mai 1837. Né d'un père qui a toujours joui d'une bonne santé. Sa mère, au contraire, a été souvent malade, elle a craché du sang et tousse ordinairement; elle a eu une maladie syphititique qui lui a été donnée par la nourrice qui l'a allaitée.

De dix-neuf frères et sœurs de Patiron, la plupart sont morts en bas âge; de trois autres qui ont survécu, deux jouissent d'une bonne santé, et le troisième porte tous les caractères d'une constitution scrofuleuse.

Le malade est né à Angers. Il a été à la campagne jusqu'en 1830, époque à laquells il est venu habiter Paris.

En province, il se portait assez bien, excepté qu'il était ordinairement pâle; il avait souvent les ganglions du cou engorgés; des croûtes (gourmes) sur la tête, dont il fut guéri au bout d'un mois. Dans son enfance, il a eu la rougeole, et à l'âge de six à huit ans, sa colonne vertébrale se dévia un peu, mais elle fut redressée par un corset de baleine qu'il avait porté pendant très-longtemps. Il s'enrhumait facilement en hiver mais il n'a jamais craché de sang; il n'éprouvait point de douleur dans les membres; il courait beaucoup dans les champs, et sa croissance était rapide; il était plus grand que ne comportait son âge.

Sa tête était bien conformée; il avait toujours une propension au sommeil; il n'a jamais eu de maladie vénérienne; il était peu porté pour le sexe, et il ne s'est jamais adonné à l'onanisme.

Au mois d'août 1830, il quitta sa ville natale pour venir à Paris, où il s'occupa d'abord à faire des boutons, et en dernier lieu il était tourneur. Pendant les cinq premières années de son séjour à Paris, il se portait encore assez bien, ses membres ne présentaient aucune déviation ; il avait toujours beaucoup d'appétit, mais il se nourrissait très-mal ; il travaillait en outre dans un atelier très-humide qui fut même inondé pendant les pluies. Il avait presque toujours du dévoiement (quatre à six selles par jour) ; les ganglions du cou augmentaient passagèrement de volume ; il était toujours pâle, et maigrissait considérablement ; cependant il marchait encore sans gêne.

En dehors, et sur chaque côté de la symphyse du menton, une petite tumeur dure, indolente, commença à se former, quatre ans avant son entrée à Cochin. Ces tumeurs augmentaient peu à peu de volume. Deux ans et demi avant cette même entrée, des douleurs se firent sentir dans les extrémités inférieures ; la jambe droite se raccourcit notablement, et le malade commença à boiter de ce côté ; plus tard, ce membre même fléchissait sous le poids du corps. Bientôt les douleurs s'étendirent aux membres supérieurs, et augmentèrent d'intensité ; elles étaient conquassantes et quelquefois tellement vives qu'elles arrachaient des larmes au malade. Continues, elles duraient même pendant le repos, s'exaspéraient un peu par la marche, et acquéraient le plus haut degré d'intensité quand le malade se reposait après une exercice prolongé. Quand il étendait ses membres, il éprouvait des douleurs très-vives et entendit même craquer ses os.

Jusqu'alors les extrémités n'avaient présenté ni déviation ni gonflement appréciables ; mais la marche du malade devenait de plus en plus difficile à cause des douleurs et de la faiblesse qu'il ressentait dans les membres. Plus tard, il ne pouvait marcher qu'à l'aide d'un bâton ; il restait assis dans un fauteuil, dont il ne pouvait même se soulever qu'en s'appuyant sur ses mains ; et il dit que c'est en exécutant ce mouvement que les jambes lui ont manqué, qu'il tomba par terre et se cassa la cuisse droite, dix-huit mois avant son entrée à l'hôpital Cochin.

Cet accident le détermina à se faire transporter à l'hôpital Saint-Louis, où l'on constata une fracture à la partie moyenne de la cuisse. On appliqua un appareil qu'il garda pendant sept mois. Quelques jours après, en le mettant sur le bassin on lui cassa l'autre cuisse, et quelques mois plus tard la jambe gauche fut fracturée en opérant la même manœuvre. On appliqua toujours des appareils sans obtenir de consolidation appréciable, lorsque l'humérus gauche se cassa aussi pendant le sommeil.

A la suite de toutes ces fractures, et de la marche progressive du ramollissement, les membres se raccourcirent et se contournèrent dans divers sens, de sorte que le malade ne pouvait plus s'en servir. Il ne pouvait même soulever son tronc qu'en s'appuyant sur les coudes et la tête, parce que les muscles des parois abdominales ne pouvaient agir à cause de la mollesse des os du bassin ; il affirme avoir perdu beaucoup de son embonpoint pendant son séjour à Saint-Louis. C'est aussi pendant ce temps que les deux tumeurs de l'os maxillaire inférieur avaient encore augmenté de volume, et la face est devenue aussi large au niveau de la mâchoire inférieure qu'au niveau des pommettes ; la respiration était toujours gênée et accélérée, mais l'appétit était conservé. Les urines coulaient facilement ; il dormait beaucoup, était toujours couché sur le dos. On lui fit prendre pendant longtemps la décoction de garance.

Après un séjour prolongé à cet hôpital, le malade le quitta pour se faire transporter à l'hospice Cochin, où on le trouva dans l'état suivant.

Il est couché sur le dos, un peu tourné vers le côté gauche ; le corps est très-amaigri, la peau fine, pâle, les cheveux blonds ; il porte les signes d'une constitution lymphatique. Les facultés intellectuelles sont bien développées, tous les sens sont intacts ; la tête est volumineuse, la région frontale proémine ; la circonférence de la tête, en passant par la protubérance occipitale et le front, a dix-neuf pouces ; depuis la racine du nez jusqu'à la même protubérance, en passant par le sinciput, elle a douze pouces ; et d'un conduit auditif externe à l'autre, en passant aussi par le vertex, treize pouces et demi : On n'aperçoit sur la tête ni tumeur, ni enfoncement anormal. Le malade n'éprouve point de céphalalgie ; il fait exécuter à la tête tous les mouvements sans difficulté, mais il y éprouve de la pesanteur, et il a une grande propension au sommeil. Tous les os de la face sont bien conformés, excepté la mâchoire inférieure, qui présente, à quelques lignes en dehors de la symphyse du menton et de chaque côté, une tumeur du volume d'une grosse noix. Ces tumeurs sont lisses, dures, indolentes; à la pression, elles soulèvent la peau à l'extérieur et la membrane muqueuse des gencives dans la bouche, ce qui rétrécit la cavité buccale : du reste, elles sont immobiles, adhèrent évidemment à l'os maxillaire dont le reste est très-gonflé et bosselé; il n'y a pas de douleur à la mâchoire ni aux dents, lesquelles sont dures et solides; quelques-unes sont cariées. Les parotides sont peu volumineuses. On voit à la région cervicale de petits ganglions lymphatiques indurés.

Le thorax, aplati d'avant en arrière et latéralement, présente une forme carrée; les côtes s'articulent avec le cartilage à angle presque droit, et, au niveau de leur articulation, on voit une série de petites tumeurs qui paraissent dessiner la ligne de leurs réunions; en outre, on voit d'autres inégalités qui dépendent du gonflement des côtes, lesquelles fléchissent sous la pression, et présentent des traces évidentes de plusieurs fractures. Le sternum, loin d'être bombé, est plutôt enfoncé dans la poitrine; les clavicules, très-molles, ont leurs courbures naturelles augmentées, par conséquent leurs extrémités rapprochées, de sorte que la droite n'a que trois pouces, la gauche deux pouces et demi de longueur; la respiration est accélérée, courte, diaphragmatique; il y a de la dyspnée. A l'auscultation, on n'entend point de bruits anormaux, seulement le murmure respiratoire est faible : il n'y a presque pas de toux.

Le malade éprouve des palpitations, mais les bruits du cœur sont réguliers et normaux, seulement cet organe paraît être abaissé; il est un peu dévié à droite.

Le ventre est volumineux, tendu, indolent à la pression; on ne sent aucune tumeur dans sa cavité; mais à la région lombaire, et au-dessous des fausses côtes droites, on sent une tumeur mobile, allongée de haut en bas, indolente, lisse, laquelle ressemble à un rein volumineux; mais elle paraît plutôt se continuer avec le foie. L'appétit est bien conservé, la soif est modérée; il n'y a pas de dévoiement; les urines coulent bien, mais elles déposent assez abondamment une matière blanchâtre. Les parties génitales sont bien développées.

Les extrémités inférieures sont très-déformées, la droite est plus courte à cause des flexuosités que la cuisse présente en divers sens, et du raccourcissement de la jambe, laquelle est très-tuméfiée, et comme rentrée en elle-même, sans être déviée de sa direction normale. Au niveau du genou, il y a aussi une tuméfaction très-considérable; les régions antérieure et postérieure de ce membre conservent leurs positions respectives. Le pied est fortement étendu sur la jambe : il est équin.

Du côté gauche, le membre présente une telle contorsion, que sa région antérieure regarde en dedans, et la jambe, qui auparavant formait déjà avec la cuisse un angle droit, lui est aujourd'hui parallèle. Ce membre offre une courbure à concavité supérieure; le pied regarde l'aisselle du même côté.

Le malade éprouve des chaleurs dans ses membres qui fléchissent sous la pression, quel que soit le point que l'on comprime. Il ne souffre pas de ses membres quand il est tranquille; mais les mouvements qu'on leur imprime provoquent des douleurs.

Les os du bassin sont également enflés et douloureux à la pression ; du reste, ils ne présentent point de déformation appréciable.

Les membres supérieurs sont aussi déformés ; l'humérus gauche est plus courbé que le droit, et toutes ces distorsions, ainsi que le peu de résistance des os, font que les membres restent immobiles, et soustraits à l'influence de la volonté ; le malade n'a que le bras droit avec lequel il exerce encore des mouvements assez étendus, et dont il peut se servir pour porter les aliments à la bouche. Les os des avant-bras et ceux des mains sont encore assez solides et peu déformés.

Les ganglions des aines et des aisselles sont durs. Les amygdales deviennent parfois très-volumineuses ; alors elles se touchent presque, et gênent la déglutition et la respiration. Le pouls est ordinairement fréquent et petit.

Tel était l'état du malade à son entrée à l'hôpital Cochin ; mais tous ces accidents, loin de rester stationnaires, allaient en s'aggravant. Il avait souvent des sueurs abondantes, dormait ordinairement beaucoup, et parlait souvent pendant le sommeil. Il se plaignait d'une pesanteur de la tête ; il ne pouvait même pas la soulever à la fin à cause du peu de solidité et de résistance que les os offraient à l'action des muscles. Il ressentait beaucoup de chaleur dans son corps, et restait toujours le tronc découvert, quelle que fût la température de l'atmosphère. Le dévoiement, qui était d'abord rare, devenait de plus en plus fréquent, et épuisait beaucoup le malade ; la respiration devenait de plus en plus gênée et de plus en plus accélérée. Plus tard, il y eut des hémoptysies assez prolongées ; une petite saignée qui lui a été pratiquée le soulagea beaucoup pour un moment, mais quelques jours après, l'oppression avait augmenté ainsi que la brièveté de la respiration ; la voix s'étouffait, la parole devenait de plus en plus brève et comme saccadée, l'hémoptysie se renouvelle, le dévoiement ne pouvait plus être arrêté, et le malade expira le 12 décembre 1837, après avoir, au moment de la mort, accusé des douleurs très-vives dans le ventre, et après beaucoup d'anxiété et d'angoisses, conservant ses facultés intellectuelles jusqu'au dernier moment.

Nécroscopie.

Il n'existe point de roideur cadavérique. La peau est très-blanche et partout bien conservée; le derme est évidemment épaissi à la jambe droite qui est raccourcie, et dans les points où elle est revenue sur elle-même, à cause des courbures des membres. Le tissu cellulaire graisseux est peu abondant, jaunâtre, très-condensé et très-adhérent aux os, surtout à l'endroit où ceux-ci sont tuméfiés.

Les aponévroses sont fortes, nacrées, tendues et même épaissies, peut-être pour suppléer à la solidité que les os ont perdue par leur ramollissement. Tous les muscles sont pâles et plus ou moins atrophiés; cette atrophie est en raison directe de l'inaction des membres auxquels ils appartiennent : ainsi au cou ils ont presque conservé leur volume ordinaire; ceux des bras et du tronc sont un peu atrophiés, ceux du bassin, des cuisses, et surtout ceux des jambes sont réduits à des bandelettes très-minces. Les tendons sont bien conservés.

Les vaisseaux n'offrent aucune anomalie, ils

conservent leur calibre, mais ils sont plus ou moins courbés pour s'ajuster au raccourcissement et aux déviations des membres, pendant que les nerfs se sont raccourcis et épaissis.

Abdomen. — Après avoir enlevé les parois abdominales, on voit que le canal digestif conserve sa place ordinaire; l'estomac est volumineux, rempli d'un liquide blanchâtre, grumeleux, inodore ; sa membrane muqueuse est enduite, dans toute son étendue, d'une couche épaisse de mucus ; elle s'enlève très-facilement par le grattage du scalpel (effet cadavérique). Les intestins gros et grêles sont sans altération, présentent seulement de loin en loin des rougeurs peu étendues.

Le foie est volumineux, d'une consistance ferme ; les granulations en sont bien prononcées. La rate est petite et assez pâle.

Les reins sont volumineux et bosselés à l'extérieur ; du reste, leur couleur et leur structure sont normales; tous les deux, et surtout le droit, contiennent un grand nombre de graviers du volume d'un grain de millet ; ces graviers occupent les bassinets. Le rein droit est un peu repoussé vers le flanc par la légère courbure qne forme ici la colonne vertébrale ; c'est lui qui faisait tumeur aux lombes. La vessie contient beaucoup d'urine.

Thorax.—On y voit les deux poumons affaissés, le gauche comme atrophié, et repoussé en dehors et en arrière par le cœur; tous les deux présentent quelques points crépitants seulement à leur sommet; partout ailleurs ils ne crépitent point; ils sont flasques, d'une couleur rouge foncé; incisés avec le scalpel, ils laissent à peine écouler un peu de liquide sanguinolent. Il n'y a pas de traces de tubercules dans les poumons; rien de particulier dans les bronches; le cœur est volumineux, mais ses parois ne sont pas épaisses; du reste aucune altération dans le système circulatoire.

Tête. — La dure-mère adhère fortement à la voûte du crâne; le cerveau la remplit et la distend; il est ferme; sa substance blanche, est un peu pictée. Les ventricules ne contiennent point de sérosité, la moelle épinière est saine et libre dans toute l'étendue du canal vertébral.

Examen des os.

Os de la tête. — Quoique plus durs que les autres os du corps, les os de la tête sont tellement ramollis, qu'ils se laissent entamer avec le scalpel. Les sutures du crâne sont tout à fait effacées ; les parois de cette boîte ont de deux à quatre lignes d'épaisseur. La surface externe du crâne est assez lisse, si ce n'est au niveau des bosses frontales et pariétales où elle est rugueuse et comme corrodée par la carie. La coupe présente les deux tables, externe et interne, excessivement minces, entre lesquelles on voit le diploé très-spongieux, mou, s'imbibant d'eau comme une éponge lorsqu'on met ces os dans le liquide. On voit dans le diploé quelques aréoles que l'ingestion avait pénétrées, et dans les sinus veineux des caillots de sang noir. Les sinus frontaux sont très-petits, et et les sphénoïdaux ont été effacés ; la cavité cranienne est régulière ; les os de la face sont aussi mous et épaissis ; surtout l'os maxillaire inférieur, lequel présente, au niveau des tumeurs dont nous avons parlé, une épaisseur d'un pouce et trois lignes : son ramollissement pourtant existe à différents degrés, l'os étant tantôt mou et charnu, tantôt spongieux et d'une couleur grisâtre, tantôt dur et comme éburné ; son périoste, comme partout ailleurs, offre un réseau vasculaire d'artères injectées, qui rampent en grand nombre dans son épaisseur. Toutes les dents conservent leur solidité normale.

Colonne vertébrale. — La colonne vertébrale est presque droite, elle offre seulement une légère convexité à droite, au niveau de la troisième vertèbre lombaire, dont le corps est au moins trois fois plus épais à droite qu'à gauche. La longueur de cette colonne, depuis le sommet du sacrum jusqu'à l'apophyse basilaire et en suivant les courbures, a un pied neuf pouces ; en ligne droite, elle a un pied sept pouces.

Le ramollissement des vertèbres inférieures est si considérable, qu'on les divise en deux moitiés avec le scalpel ; mais à mesure qu'on s'approche de la tête, elle sont de plus en plus dures, et ne peuvent être coupées qu'avec une scie.

Le tissu cellulaire de leur corps est très-raréfié ; les cellules sont grandes, tapissées par une membrane fine, luisante, dans laquelle on voit des artérioles capillaires remplies par l'injection.

7

Toutes ces cellules contiennent du sang noir et liquide, qui s'en écoule quand on les incise. Le corps de la dernière vertèbre dorsale et de la troisième lombaire sont affaissés, et présentent à peine l'épaisseur d'une pièce de 5 francs; de sorte que les disques intervertébraux se touchent presque par leurs faces correspondantes. Les lames et toutes les apophyses présentent le même degré de ramollissement et la même structure; quelques-unes sont même charnues. Les arcs de deux vertèbres, dont les corps sont affaissés, sont bien conservés, quoique ramollis. Le canal vertébral n'a rien perdu de sa forme normale.

Côtes. — Les os sont aussi très-ramollis, surtout à leurs extrémités postérieures; les tumeurs dont nous avons parlé, et qui paraissaient occuper les articulations avec les cartilages, se trouvent à trois ou quatre lignes en dehors de ces articulations. Les cartilages sternaux sont bien conservés. Le sternum garde sa forme; mais il est très-mou, abreuvé de sang liquide, à tissu spongieux très-raréfié.

Os du bassin. — La forme du détroit supérieur et du petit bassin n'est pas détruite; ils sont seulement un peu aplatis d'avant en arrière, et rétrécis par le gonflement des os. Les os iliaques ont d'un à deux pouces d'épaisseur; ils sont mous au toucher, d'un aspect noir, et offrent dans les deux fosses iliaques externe et interne des tumeurs élastiques, formées par l'enflure des os; ces tumeurs soulèvent le périoste sous lequel on ne trouve qu'une coquille très-mince de tissu osseux. Les cavités cotyloïdes sont rapprochées de la simphyse pubienne ; les os ainsi que le sacrum se laissent couper avec le scalpel comme le tissu du foie.

Fémur. — Les deux fémurs offrent des courbures considérables. En suivant les courbures, le fémur gauche a exactement un pied de longueur, tandis que le droit a dix pouces et demi ; en ligne droite, le premier n'a que cinq pouces et demi, le second six pouces. Leur circonférence est de trois pouces à la partie moyenne, et dix pouces à peu près au niveau des condyles.

Le tibia gauche a sept pouces, et le droit cinq pouces et demi de longueur : tous les deux sont comme étranglés à leur milieu, endroit où ils ont été cassés ; tous deux sont très-mous et très-flexibles; il sont à l'extérieur d'une couleur violacée, et offrent, surtout le droit, à peine quelques traces de substance osseuse.

Après avoir incisé avec un scalpel, dans toute leur longueur, les os du membre pelvien droit, il s'en écoule une assez grande quantité d'un liquide rouge, sanguinolent; il est fourni surtout par les os iliaques, les tibias, les astragales et le calcanéum. Au fémur, on voit l'absence presque complète du canal médullaire; l'os est transformé en un tissu spongieux blanchâtre, analogue à une éponge très-fine; on y trouve des points disséminés du diamètre de quelques lignes, d'une substance blanchâtre et homogène comme le cartilage, ayant la même consistance; cette substance n'est pas circonscrite, mais elle s'étend d'une manière insensible dans les cellules voisines, qu'elle remplit en conservant leurs parois ramollies. Enfin, en d'autres endroits on voit des cavités remplies de substance molle, pultacée, d'un rouge lie de vin; il y a à peine quelques traces de graisse.

Tibia. — Cet os ne laisse voir que quelques traces de tissu spongieux, qui est encore plus mou que celui du fémur; il y a aussi plusieurs points cartilagineux, analogues à ceux que nous avons trouvés au fémur. La totalité presque de cet os est formée d'une substance molle, assez homogène dans la structure, de la même consistance que celle du foie, d'un rouge foncé, rassemblée dans des cavités assez nombreuses qui se trouvent au milieu de cette substance, et qui ont jusqu'à un pouce de diamètre, ce qui donne à ce tissu l'aspect du fromage de Hollande. Ces cavités ou plutôt ces kystes ne communiquent point ensemble, et elles sont tapissées par une membrane à surface interne lisse et luisante, laquelle, disséquée et examinée à la loupe, est blanchâtre, et ne paraît point contenir de vaisseaux dans son épaisseur. La substance rouge du tibia se laisse couper par tranches avec le scalpel; elle donne au toucher la sensation analogue à celle du cerveau; aux points où il y a quelques traces de tissu osseux, elle en remplit les cellules; elle contient beaucoup de petites artérioles injectées.

C'est tout à fait la même consistance, le même aspect, la même couleur et la même structure que présente l'intérieur des os iliaques. Les os du pied sont aussi ramollis. L'astragale et le calcanéum présentent une structure aréolaire très-raréfiée. Les cellules en ont quelquefois plus d'une ligne de diamètre ; elles contiennent aussi un liquide sanguinolent, et sont tapissées par une membrane très-fine. Il ne paraît pas y avoir de sel calcaire dans ces os, au moins autant qu'on peut le constater par le peu de résistance qu'ils offrent au toucher et à l'instrument tranchant; les autres os du pied sont plus ou moins ramollis, la plupart sont blanchâtres, spongieux. remplis de graisse jaunâtre, et sans dégénérescence aucune.

Os des membres supérieurs. — Les deux omoplates sont tellement voûtées, que les deux fosses épineuses ont disparu. Ces deux os sont mous, épaissis; la position inférieure à l'épine de l'omoplate ressemble à une membrane fibreuse; les cavités glénoïdes regardent en avant.

Les deux humérus, et surtout le gauche, sont courbés en S à leur moitié supérieure; le dernier, en suivant les courbures, a sept pouces, et en ligne droite cinq pouces de longueur; il est, en outre, tordu sur lui-même, de sorte que la main est dans une pronation très-forcée, et la région palmaire regarde en dehors. Le même os est gonflé près de sa tête, dont la circonférence a près de sept pouces; il se laisse diviser aussi avec le scalpel dans toute sa longueur, et alors on voit une substance spongieuse à cellules très-petites, imbibées de sérosité, privées de matières terreuses, mais présentant par place cette substance blanchâtre, comme cartilagineuse, que nous avons trouvée au fémur; seulement ici elle est d'une couleur rosée. On aperçoit aussi des cavités plus ou moins grandes, qui ont remplacé le canal médullaire, et lesquelles contiennent une matière rouge, demi-liquide, sanguinolente, et une pulpe blanchâtre, analogue à celle du cerveau ramolli. La moitié inférieure de cet os est plus solide, et conserve sa structure osseuse. Les radius et les cubitus sont aussi ramollis; ils sont spongieux et fragiles ainsi que les os des mains.

Périoste. — Cette membrane est blanchâtre, épaissie, très-vasculaire, et adhère fortement aux os; son épaisseur, sa vascularité ainsi que son adhérence, sont en raison directe avec le ramollissement et la dégénérescence des os, de sorte qu'aux deux tibias, aux os iliaques, et partout ailleurs où les os sont très-mous, il est presque impossible de la séparer par la dissection. Sous le périoste, la surface des os est inégale et rugueuse, Les ligaments sont assez bien conservés. Les cartilages n'ont changé ni sous le rapport de leur structure, ni sous le rapport de leur consistance, ni sous celui de leur couleur ; ils adhérent fortement aux parties sous-jacentes.

Analyses chimiques.

Les résultats des analyses chimiques faites avec un grand soin, et que je dois à l'obligeance de M. Barruel fils, sont les suivantes :

1° Une partie des os qui étaient les plus ramollis a été traitée par l'acide hydrochlorique, et une autre a été incinérée : le chimiste a trouvé d'abord dans les cendres une quantité assez considérable de fer ; en outre il a constaté que sur 100 parties de même os, il y en avait 18 de sel terreux et 82 de matière organique, c'est-à-dire à peu près la proportion de 1 : 5, tandis que, d'après Berzelius, les os de l'homme sain contiennent, sur 10,000 parties, 6,434 de matière calcaire et 3,330 de matière organique, c'est-à-dire dans la proportion de 2 : 1.

2° Une portion des os de l'avant-bras qui étaient encore moins ramollis a donné, sur 100 parties, 29 de sels calcaires et 71 de matières organisées, c'est-à-dire un peu moins que 1 : 3.

3° L'urine a été examinée pendant la vie, aussitôt après son excrétion ; une fois elle a été trouvée acide, une autre fois alcaline. Dans celle qui a été extraite de la vessie après la mort, l'analyse chimique a démontré la présence d'une grande quantité de gélatine, et un peu de phosphate de chaux.

4° Les graviers extraits des reins sont couverts de cristaux transparents, à pointements prismatiques ; il sont d'un blanc un peu jaunâtre, et l'analyse chimique a fait voir qu'ils sont, pour ainsi dire, exempts d'acide urique et de phosphate ammoniaco-magnésien, et qu'ils sont complétement formés de phosphate de chaux et de matière organique.

5° La substance molle qui a envahi les tibia et les os iliaques, ainsi que le liquide sanguinolent qui remplit ses alvéoles, ne sont ni acides ni alcalins ; en outre, l'analyse de ce dernier liquide y fait reconnaître tous les caractères du sang, moins l'alcalinité. Il en diffère aussi par la proportion trop considérable de la matière calcaire qu'il renferme et qui équivaut à 0,12 de son poids.

Recherches microscopiques.

1° Nous avons examiné, dit M. Stanski, avec M. Donné, le sang du malade pendant sa vie ; nous l'avons comparé avec le sang d'une personne bien portante.

Voilà la différence que j'ai remarquée entre les deux ; le sang de notre malade paraissait beaucoup plus pâle que le dernier ; les points centraux des globules sanguins étaient moins apparents, et les globules eux-mêmes étaient évidemment frangés.

2° M. Donné a soumis à son examen le liquide sanguinolent qui se trouvait dans les os et dont nous avons donné l'analyse chimique ; il a trouvé des globules sanguins et des cristaux prismatiques à quatre pans insolubles dans l'eau, solubles dans l'acide hydrochlorique étendu, mais sans effervescence ; ce n'est donc pas du carbonate, mais bien du phosphate de chaux : c'est ce que l'analyse de Barruel a ensuite démontré.

Telle est l'observation d'un fait, peut-être encore sous quelques rapports incomplet, mais qui présente des circonstances tellement extraordinaires, qu'il peut être placé à côté de ce que la science possède de plus curieux sous le rapport de cette maladie.

Si nous examinons un moment les symptômes et la marche de la maladie, nous voyons que l'époque de son commencement ne peut être fixée avec précision ; il ne serait pas rationnel de la dater depuis l'apparition de deux tumeurs à l'os maxillaire inférieur, encore moins depuis la chute dans laquelle le malade se cassa la cuisse droite, puisque cet accident a été précédé, pendant longtemps, par des douleurs dans les membres, lesquelles sont un des symptômes les plus constants dans cette affection. Mais lorsqu'on se rappelle que l'individu, depuis sa tendre enfance, était toujours pâle, qu'il avait la peau délicate, les ganglions du cou engorgés, une taille élancée, que de bonne heure la colonne vertébrale avait une tendance à la déviation, on ne peut s'empêcher de reculer encore plus loin l'origine de la maladie, et d'admettre que, déjà en naissant, le malade avait apporté le germe de cette affection.

Maintenant nous allons examiner les symptômes les plus saillants qu'a présentés le malade de notre observation. D'abord le malade avait une stature élevée comme plusieurs autres individus observés par différents auteurs, et qui ont été affectés par la même maladie.

Nous avons vu que cette affection débuta par des douleurs vives qui se firent sentir dans tous les membres, symptômes constants presque dans tous les cas consignés dans les auteurs, et s'il y a des faits où la maladie s'est développée sans douleurs, il n'est pas certain que, dans l'examen de sa marche, on n'a pas négligé quelques légères douleurs dont les malades ne se plaignaient point.

Au premier aperçu, il est vrai, ces douleurs pourraient être prises pour des douleurs rhumatismales; mais on les distinguera en ce qu'elles sont plus aiguës, plus profondes et plus générales que celles qui décèlent le rhumatisme. On pourrait peut-être, avec plus de raison, les confondre avec les douleurs ostéocopes, surtout si le malade se rappelle avoir jamais eu quelques symptômes de syphilis; mais l'observation de la marche ultérieure de la maladie lèvera toute espèce de doute à cet égard. En même temps que les douleurs se faisaient sentir, nous avons vu que le malade avait de la difficulté dans la progression;

il entendait souvent craquer les os pendant les mouvements; il ne pouvait marcher qu'à l'aide d'un bâton, et plus tard il fut forcé de rester, le plus souvent assis. Tous ces symptômes sont faciles à concevoir; en effet, les os ramollis n'offrent qu'un faible point d'appui aux agents actifs du mouvement, les extrémités inférieures ne pouvant soutenir le poids du corps, le malade fut obligé de se servir, dans la marche, d'un bâton ou de béquilles.

Quant au craquement que le malade entendait pendant les mouvements de ses membres, on conçoit que la substance osseuse, réduite à une couche corticale très-mince, devait céder aux simples tractions musculaires, et produire ce phénomène.

C'est aussi par suite de ce défaut de solidité des os que les membres soulevés se cassaient, ou plutôt fléchissaient sous leur propre poids avec une facilité telle que les assistants, souvent même les malades eux-mêmes, ne soupçonnaient pas l'existence d'une fracture qui se reproduisait réellement. Ainsi notre malade ne s'est pas aperçu d'une fracture de l'humérus gauche, ni de celle de quelques côtes qui ont été constatées après la mort, et que j'attribue aux simples efforts musculaires.

Un des faits les plus remarquables de l'ostéomalacie est la difficulté avec laquelle se fait la consolidation des fractures ; aussi trouvons-nous bien peu d'observations dans lesquelles ces solutions de continuité aient été consolidées : dans le plus grand nombre des cas, et chez notre malade en particulier, pour les fractures des côtes, on n'a trouvé aucune trace de travail réparateur. Quant à la fracture de la jambe droite, elle était réunie par une espèce de tissu fibreux.

Pour ce qui concerne la difficulté de la consolidation des fractures des os ramollis, il ne pouvait en être autrement dans une maladie dont le caractère essentiel est la tendance au ramollissement et à la destruction de la substance terreuse des os. Car le col ne peut acquérir le degré de solidité qu'il acquiert dans l'état physiologique des os.

Voilà pourquoi tous les appareils contentifs appliqués pendant longtemps sont restés sans effet chez notre malade, ce qui arrivera nécessairement tant que la thérapeutique ne possèdera pas un moyen efficace contre une maladie dans laquelle les fractures ne sont que symptomatiques.

Nous avons trouvé un gonflement considérable des os en général, et surtout des extrémités des os longs ; le même phénomène a été noté dans les autres cas d'ostéomalacie : il n'est pas aussi constant dans le rachitis, comme quelques auteurs l'ont prétendu, puisque Stanley dit : « Je n'ai jamais observé aucun développement extraordinaire dans les extrémités articulaires des os déformés par le rachitis, comme prétendent l'avoir vu quelques auteurs. Je serais donc disposé à croire que ce phénomène n'a existé qu'en apparence, et que les extrémités des os n'ont semblé gonflées qu'en raison de la maigreur extrême des parties voisines. »

C. Wenzel prétend que les os qui, primitivement, sont formés de plusieurs pièces, comme par exemple l'os frontal, l'os iliaque, etc., reprennent, quand ils sont déformés par suite de leur ramollissement, même dans un âge avancé, la forme première qu'ils ont eue dans l'enfance. Je n'ai pas remarqué la même chose dans le sujet de cette observation ; je ne l'ai pas trouvée non plus dans les observations des auteurs.

Nous avons vu que la colonne vertébrale a conservé à peu près sa direction normale, mais elle est un peu raccourcie. Ne pourrait-on pas trouver la raison du premier de ces phénomènes en ce que le ramollissement, plus avancé aux extrémités inférieures, a obligé le malade de s'aliter avant que le rachis eût le temps de subir des déviations? Le second tient évidemment à l'affaissement des corps des deux vertèbres, comme nous l'avons déjà dit plus haut, qui n'ont pu résister à cause de leur mollesse aux tractions musculaires.

Quant aux symptômes secondaires, ceux-ci étaient d'autant plus tranchés et d'autant plus graves que les os étaient ramollis, et par suite de ce ramollissement un organe plus important était plus gêné dans ses fonctions. Ainsi, le système musculaire cessait d'exécuter ses fonctions à mesure que les leviers perdaient de leur solidité : d'abord les extrémités inférieures devinrent immobiles; plus tard les os du bassin, le sternum et les côtes ne donnent que peu de résistance aux muscles du tronc, et le malade ne pouvait se soulever qu'en s'appuyant sur les coudes et la tête; plus tard encore, les bras, ayant perdu leur solidité, exécutent des mouvements moins étendus, et à la fin la tête elle-même est condamnée aux mouvements de latéralité.

Si l'on réfléchit un peu sur cette marche de la maladie, on voit que la nature paraît avoir procédé dans le développement de ces symptômes d'après une loi en vertu de laquelle *un os avait été affecté à une époque d'autant plus reculée qu'il protégeait des organes dont les fonctions étaient plus importantes, ou qu'il servait à des mouvements plus nécessaires à la conservation de l'individu.*

En effet, depuis longtemps déjà, nous voyons les deux membres inférieurs cassés et complétement soustraits à l'influence de la volonté, pendant que les autres fonctions s'exécutent bien; plus tard le bras gauche se fracture, et le malade ne peut en exécuter que quelques mouvements; mais il se sert du membre droit jusqu'au dernier jour, comme si la nature voulait le conserver pour que le malade puisse porter la nourriture à sa bouche. Pendant que les os du bassin sont tout à fait ramollis, et résistent à peine à la pression, les os du thorax conservent encore assez de solidité pour protéger et laisser s'accomplir, quoique imparfaitement, les fonctions des poumons et du cœur; les os de la tête seulement résistent suffisamment, et les fonctions du cerveau restent intactes jusqu'au dernier moment. La nature a observé la même loi; elle a suivi la même marche dans le développement de cette maladie chez la femme Supiot, chez Bernard d'Armagnac et plusieurs autres.

La gêne et l'accélération de la respiration, ainsi que les palpitations et la fréquence du pouls, tiennent à la déformation du thorax, dont les parois gênaient les fonctions du cœur et des poumons : de là aussi les hémoptysies qui survinrent dans les derniers jours, l'asphyxie croissante à laquelle succomba le malade, ainsi que l'état d'engorgement et de flaccidité des poumons dans lequel nous les avons trouvé après la mort.

Nous avons vu que le malade dormait ordinairement la bouche ouverte, ce qui tenait sans doute au gonflement des amygdales qui augmentait encore la gêne de la respiration, gonflement dont la coïncidence avec les déformations de la poitrine avait déjà frappé l'attention de Dupuytren, qui a été obligé quelquefois de faire la résection de ces glandes pour soulager le malade.

Les fonctions intellectuelles n'ont jamais été

troublées, la maladie s'étant développée à un âge où le crâne avait acquis sa forme régulière; il conserva ensuite assez de solidité pour ne pas se déformer au point de gêner les fonctions du cerveau. Cependant, le peu de ramollissement, ainsi que leur épaisseur, ont pu suffire pour produire un affaissement léger sous leur propre poids, ce qui donnait lieu peut-être à la somnolence qui augmentait avec la maladie.

Enfin, un phénomène remarquable chez ce malade, ce sont des sueurs abondantes, accompagnées d'un sentiment de chaleur, qui le forçait à se tenir découvert, quelle que fût la température de l'air ambiant.

Nous arrivons maintenant à l'examen des altérations cadavériques, qui méritent surtout notre attention; ce sont elles qui peuvent nous fournir des données les plus certaines sur la nature de cette affection.

D'abord l'absence de la roideur cadavérique a été observée par plusieurs observateurs dans des cas analogues; cette absence de la roideur tient sans aucun doute au rapprochement des extrémités des fibres musculaires, par suite du raccourcissement des os, ainsi qu'au peu de solidité des points d'appui que fournissaient aux muscles les os ramollis.

L'épaississement de la peau, produit par la déviation des membres, tenait à ce que le derme relâché, à l'âge de notre malade, était encore assez élastique pour s'épaissir et pour revenir sur lui-même, au lieu de faire des plis comme cela arrive dans un âge avancé.

La pâleur et l'atrophie des fibres musculaires est une suite évidente de leur inaction, comme nous l'avons déjà remarqué, et es divers degrés de ces altérations dans les différentes régions du corps confirmeraient encore la loi que nous avons exposée sur la marche progressive du ramollissement des os, si cette loi n'était pas mise en évidence par les divers degrés du ramollissement des os.

Ainsi nous avons trouvé les deux tibias, les deux fémurs et les os iliaques au plus haut degré de ramollissement; viennent ensuite les humérus et les os du thorax. La colonne vertébrale aussi présente dans sa moitié inférieure un ramollissement plus avancé que dans sa moitié supérieure, où prennent naissance des nerfs d'une haute importance pour la digestion, et surtout pour la respiration. Les os de la tête, quoique très-épaissis, devenus tout à fait spongieux, ont néanmoins conservé assez de résistance pour ne pas se déformer en cédant à l'action des forces musculaires, ce qui eût nécessairement troublé les fonctions de l'organe renfermé dans cette boîte osseuse.

Les altérations de la structure des os offrent un grand intérêt; il n'existe peut-être pas de fait pareil dans la science, ou, s'il s'en trouve d'autres, ils ont été décrits trop incomplétement pour que nous puissions y reconnaître quelque ressemblance avec le fait dont nous nous occupons. Les lésions les plus remarquables se présentent dans les os du bassin et des extrémités inférieures.

L'observation de la femme Supiot, rapportée par Morand, qui a présenté des phénomènes et des déviations tellement extraordinaires pendant la vie, que nous ne possédons peut-être pas d'autre fait semblable, excepté l'histoire de Sarah Hawkes, dont les déformations tenaient encore plutôt à une maladie des articulations qu'à celle des os; cette observation, dis-je, est très-incomplète sous le rapport de l'anatomie pathologique. Nous y voyons cependant que l'état des os différait entièrement de ce que nous avons trouvé dans notre individu. D'après l'observation de Morand, « les os ne présentaient point un gonflement considérable, et le tibia ouvert dans toute sa longueur avec un instrument tranchant, la substance compacte ne présentait aucune résistance; elle était absolument changée, plus ou moins ramollie dans toute son étendue, presque détruite dans quelques endroits, ou ayant beaucoup perdu de son épaisseur dans d'autres.

« La substance spongieuse des deux extrémités de ces os était fort souple, et prêtait aisément à la moindre pression; la substance réticulaire qui traverse le milieu des os longs pour soutenir la moelle était presque oblitérée. La cavité inférieure s'est trouvée remplie d'une substance fort rouge, semblable à du sang caillé qu'on aurait mêlé avec la graisse. » Voilà tout ce que nous trouvons sur l'altération de la structure des os de cette malade. On ne s'est pas plus étendu sous ce rapport dans les histoires rapportées plus haut; cependant on y voit suffisamment qu'aucune ne présente de lésion semblable à celle de notre observation.

Mais avant d'entrer dans ces détails, arrêtons-nous un moment à un phénomène qui a frappé mon attention : c'est la tendance qu'ont les membres inférieurs à s'écarter, à prendre une direction inverse à celle qu'ils ont dans l'état normal, c'est-à-dire à remonter sur les côtes et parallèlement au tronc, comme nous le voyons chez la malade de Morand, pour tous les deux membres, et chez notre sujet, pour le membre inférieur gauche; cela tient probablement à ce que, par l'incurvation et par la torsion des fémurs, les membres abdominaux se contournent de telle sorte, que la région antérieure devient interne, et la postérieure regarde en dehors. Alors les muscles fléchisseurs ne trouvant aucune résistance, pas même de la part du plan sur lequel repose le malade, ont un jeu libre, et, en se rétractant de plus en plus, relèvent les membres, et leur donnent ces positions extraordinaires dont nous venons de parler. Cela est prouvé par la position que nous offre l'extrémité inférieure droite de Potiron, laquelle a conservé sa direction normale, parce que, n'ayant pas été contournée autour de son axe, et le jarret appuyant sur le matelas, les muscles fléchisseurs pouvaient agir avec d'autant moins de force, qu'ils ont été déjà relâchés par le raccourcissement des os.

La colonne vertébrale n'est déviée que très-légèrement au niveau de la troisième vertèbre lombaire, ce qui infirme l'opinion de Bichat qui dit : « L'inclinaison de l'épine née d'un vice interne porte plutôt sur la région dorsale, tandis que celle qui provient d'une habitude affecte plus particulièrement l'endroit de réunion de celle-ci avec la lombaire, endroit où tous les grands mouvements, de flexion et d'extension générales se rapportent surtout. »

Les os nous présentent des lésions qui méritent une grande attention et un examen approfondi, puisque c'est seulement par une connaissance exacte des altérations cadavériques que nous pourrons arriver à celle de la nature de la maladie. Aussi ce n'est qu'après avoir bien examiné les différentes altérations des os que j'en donnerai les conclusions, que cet examen m'avait suggérées, en évitant les hypothèses qui ne seraient pas fondées sur des faits positifs.

Pour cet objet, l'étude de la structure des dégénérescences osseuses est ce qui nous offrira le plus d'intérêt. Le tissu osseux, presque complétement disparu dans les tibias et les os iliaques, y est remplacé par une substance charnue d'un rouge brun, homogène au premier aspect, abreuvée d'une sérosité rouge sanguinolente, laquelle remplit même les cavités assez considérables qui se trouvent dans cette dégénérescence. Cette dernière, examinée à la loupe, permet de reconnaître qu'elle est déposée dans le tissu spongieux des os, seulement les cellules en sont agrandies ; leurs parois molles et membraneuses disparaissent, et deviennent d'autant moins apparentes dans le tissu de cette altération que celle-ci est plus avancée : ainsi aux tibias et aux os iliaques, il y a à peine quelques traces de structure celluleuse, et la substance molle et plus homogène paraît être de la nature du cancer encéphaloïde.

Les causes auxquelles a été exposé notre malade ayant agi sur la nutrition en général, et sur celle des os en particulier, il est résulté un trouble dans les fonctions des solides, trouble qui lui-même a produit une altération dans les liquides. Les différences que le microscope nous a permis d'observer entre le sang de notre malade et celui d'une personne saine nous donnent des preuves évidentes de cette altération. Or, nous pouvons considérer le sang comme composé de deux parties, l'une rouge, l'autre blanche; c'est cette dernière qui sert de nourriture aux parties solides, lesquelles sont toutes blanches de leur nature, et ne rougissent que parce qu'elles sont arrosées de sang et tiennent de lui leur couleur.

Maintenant, par suite de ces divers dérangements que nous avons exposés précédemment, les vaisseaux nutritifs des os deviennent incapables de séparer les sels calcaires d'un sang déjà altéré, et ce sang arrive dans les cellules des os peu à peu ramollis par la résorption des sels calcaires, et là se décompose ; la fibrine ou la partie blanche du sang se dépose dans les cellules et aréoles raréfiées du tissu osseux et s'organise, tandis que la sérosité, contenant en dissolution une partie de matière colorante, délaye le phosphate de chaux, et tantôt abreuve le tissu spongieux rempli des parties solidifiables du sang, tantôt se rassemble dans les cellules, les dilate de plus en plus par son accumulation, et en forme ces cavités ou plutôt ces kystes dont nous avons parlé.

On vient de voir que nous considérons ces kystes comme formés par des cellules osseuses dilatées, et non comme une dilatation des veines, comme le pense M. Cruveilhier, d'après un fait analogue publié dans son *Anatomie pathologique*, et ce qui milite en faveur de notre opinion c'est que :

1° les cavités sont arrondies et circonscrites, ne communiquant point ensemble, comme cela devrait arriver, si elles étaient formées par des vaisseaux veineux.

2° Nous avons injecté les veines de notre sujet, et l'injection n'a pénétré dans aucune de ces cavités, pas même dans celles du rachis, de l'astragale et du calcanéum, lesquelles cependant, comme ces kystes, contenaient du sang liquide.

3° Dans la supposition que ces cavités fussent des veines dilatées, elles devraient être tapissées par la membrane interne de ces vaisseaux : or cette membrane ne présente aucune trace de vaisseaux, et cependant nous avons trouvé dans quelques cavités que des artères injectées rampaient dans l'épaisseur de cette membrane. D'après ces considérations, il me paraît évident, ainsi que nous l'avons annoncé, que ces cavités sont réellement dues à la dilatation des cellules osseuses, et qu'elles sont tapissées par la membrane médullaire des os légèrement modifiée, et non par une altération des veines. La dégénérescence charnue des os, ressemble dans bien des endroits et sous beaucoup de rapports au cancer encéphaloïde, surtout lorsque, par la macération, elle eut perdu sa couleur rougeâtre et fut devenue grise. C'est à elle que conviendrait le nom de *cancer aréolaire des os.*

La grande proportion d'oxide de fer dont l'analyse chimique a démontré la présence dans les os, prouve que ces organes ont été abreuvés par le sang.

Ni les os, ni le liquide qui y était contenu n'ont donné aucun signe d'alcanilité ni d'acidité. Aussi admettre la présence d'un acide ou d'une sanie, comme le faisaient les anciens pour expliquer la disparition du phosphate de chaux, serait, selon moi, une pure hypothèse ; il est plus rationnel d'admettre sa disparition par la voie des absorbants, et alors ce sel arrive dans le sang et en est séparé par les organes sécréteurs ; nous l'avons, en effet, retrouvé dans les urines, ainsi que dans les graviers contenus dans les reins qui en étaient presque exclusivement formés. Nous en avons trouvé une grande partie dans le liquide rouge qui remplissait les cavités des os ; il y était peut-être dissous pendant la vie. Mais, après la mort, obéissant aux lois auxquelles sont soumises toutes les parties des corps organisés quand la vie les abandonne, le sel calcaire s'est déposé en cristaux, dont l'analyse chimique nous a démontré la composition, sans doute parce qu'il n'a pas trouvé une assez grande proportion de liquide pour rester en dissolution à une plus basse température que celle de la vie. L'analyse chimique des os nous a fait voir une proportion beaucoup plus petite de sel calcaire par rapport à la matière organique ; la même disproportion se trouve dans les résultats que nous ont laissés divers auteurs de leurs analyses. Mais ces recherches n'ont pas cette importance que paraissent y attacher la plupart des personnes. Les recherches chimiques ne servent qu'à mettre en évidence ce que nous avons constaté avec nos sens, c'est-à-dire, la disparition de la matière inorganique des os; mais elles ne nous conduisent à reconnaître ni la nature de la maladie, ni l'indication à remplir dans le traitement, comme nous le verrons tout à l'heure.

Quelques auteurs, dit encore M. Stanski, ont pensé que cette maladie était la suite d'une affection du périoste, et qu'elle marchait de dehors en dedans ; mais cette opinion, comme nous l'avons déjà remarqué, n'est pas applicable à cette maladie, et si nous avons trouvé le périoste très-épaissi, très-vasculaire et très-adhérent dans les endroits où les os étaient le plus ramollis, c'est que les os, devenus charnus et plus enflés, exigeaient une plus grande quantité de liquide pour leur nutrition : de là l'augmentation du nombre et de la capacité des vaisseaux qui se trouvent dans l'épaisseur du périoste, et par suite hypertrophie et adhérence plus intime de cette membrane au tissu sous-jacent. Ce phénomène explique suffisamment cet épaississement de l'enveloppe fibreuse des os, et rien n'autorise d'admettre qu'elle ait été précédemment malade. Je ne connais pas non plus les motifs pour lesquels quelques personnes pensaient devoir attribuer l'affection de ce malade à une altération de la membrane médullaire des os.

§ VII. Traitement.

« ..... Pour remédier à l'ostéomalacie, c'est sur la partie organisée des os, ou sur les membranes qui les tapissent (s'il est vrai que celles-ci soient les organes destinés à réparer leurs pertes), qu'il faut porter les moyens curatifs. Si vous donniez à l'intérieur le phosphate de chaux, pour remédier au *rachitisme*, ce serait agir avec aussi peu de discernement, que si vous faisiez manger de la graisse à un malade que vous voudriez guérir du marasme. »

Il y a 48 à 50 ans, que M. Piorry a écrit cette phrase que nous extrayons d'un long article sur l'ostéomalacie, et que nous nous hâtons de signaler, de peur que certains esprits de mauvaise foi ne nous l'opposent, en guise d'objection à l'opinion plus récente du célèbre professeur qui préconise aujourd'hui ce qu'il rejetait jadis; jadis la lumière ne s'était pas faite, et le jeune médecin, imbu des idées de son temps, argumentait *théoriquement*, sous l'influence de ces idées et abstraction faite de l'expérience pratique qu'il n'avait pas encore acquise sur ce point.

Mais depuis, l'illustre clinicien a changé de drapeau, ou plutôt, et c'est un de ses plus beaux titres de gloire, a constamment suivi le drapeau du progrès, au pied du lit du malade, n'accordant de crédit qu'aux faits, abandonnant les opinions préconçues que ne sanctionnait pas l'observation, avec cette indépendance du véritable talent qui est toujours au-dessus des mesquines sollicitations de l'entêtement ou de l'amour-propre.

Combien en est-il qui agissent autrement, et dont l'esprit léger reste stationnaire depuis ces 50 ans, c'est-à-dire depuis les débuts de leur carrière médicale? Il y a peu de temps, n'avons-nous pas entendu, en plein amphithéâtre, ridiculiser l'emploi du phosphate de chaux, dans les malaxies osseuses. Tel qui sait si bien replâtrer le vieil édifice scientifique, pour les besoins exclusifs de l'*Empirisme,* ne saurait approuver, nous le comprenons, une restauration thérapeutique faite par la *Médecine du bon sens.*

M. Piorry, du reste, n'a pas attendu la malignité de ses adversaires, pour réfuter ses erreurs passées et se battre avec ses propres armes :

Il est *aussi utile,* dit-il, *d'administrer du phosphate de chaux à des gens dont les os en renferment trop peu que de faire prendre du fer à des individus dont le sang en contient de trop petites proportions, ou que de prescrire des substances fibrineuses à des hommes atteints d'hydrémie.*

Cette opinion qui a reçu, depuis longtemps déjà, le baptême de vérité par l'expérimentation *linique,* nous semble d'une incontestable évidence, alors même qu'on ne la considérerait que comme la simple expression d'un jugement théorique. Nous ne reproduirons pas les judicieuses considérations sur lesquelles repose l'opinion du professeur émérite que nous avons l'honneur de citer, considérations qui militent en faveur de l'emploi du phosphate calcaire dans les affections osseuses où ce sel fait défaut en proportion plus ou moins grande suivant les cas ; ni l'histoire de la serine aux œufs membraneux, dont la coque se durcissait et se ramollissait tour à tour, selon que l'animal ingérait ou n'ingérait pas de sels calciques; ces considérations, cette histoire sont de notoriété publique, et vraiment nous pourrions nous arrêter là, car il est difficile de glaner une idée nouvelle, dans le champ moissonné par l'homme de génie auquel nous empruntons les matériaux de ce travail.

Mais le *nihil novum sub sole* offre si peu d'exceptions *apparentes* que notre amour-propre d'auteur ne peut souffrir de ces redites dont l'utilité manifeste est notre excuse et la sauvegarde de nos intentions. Il en est de l'esprit humain comme du phosphate de chaux, qui a subi et subit encore les influences des sophismes et de la mauvaise foi de certains hommes à réputation usurpée ; les vérités les plus évidentes sont chaque jour contestées en médecine plus que partout ailleurs, en dépit de leur qualité et des autorités scientifiques qui les ont promulguées ; elles seraient trop vite la proie de l'erreur ou de l'oubli, si des écrits plus récents n'en perpétuaient le souvenir. Dans ce procès continuel, se faire l'avocat de la bonne cause est, à coup sûr, un mérite dont notre modestie ne saurait décliner l'honneur.

Et d'ailleurs l'emploi du phosphate de chaux en thépapeutique n'est certes pas de création moderne. Ni Fabricius de Hildarius, ni James, ni Dehaen, ni Bonhomme qui le premier pourtant se servit du phosphate de chaux *pur* contre le *rachitisme*, n'ont introduit ce sel dans la matière médicale. On le retrouve dans la corne de cerf, dans les yeux d'écrevisses, dans les coquillages administrés, comme médicaments, dès les temps les plus anciens.

Ce qui appartient à la nouvelle école, à l'école du plessimétrisme, si nous pouvons nous exprimer ainsi, c'est d'avoir sauvé de l'oubli une médication précieuse, d'avoir reconnu son action thérapeutique, d'en avoir réglé l'emploi, d'avoir établi enfin, d'une manière nette et précise, les diverses organies contre lesquelles son administration ne saurait être efficacement remplacée par aucune autre substance connue.

Grâce au plessimétrisme, en effet, on peut constater *de visu, tactu et auditu* que, par la vertu du phosphate de chaux *ingéré* à hautes doses, les os ramollis *ou affectés même d'autres lésions qu'on sépare et différencie du ramollissement* deviennent de plus en plus durs, tout en diminuant de volume, quand il y a intumescence ; qu'ils guérissent, en un mot, par un retour rapide à la consistance, à la dimension qu'ils doivent présenter à l'état normal.

Nous venons de dire que diverses maladies du système osseux indépendantes du ramollissement, dans le cadre nosologique, pouvaient devoir leur guérison à l'action du phosphate de chaux. Nous rappellerons, à cet égard, une phrase qui se trouve dans le précédent paragraphe et qui donne et la raison et la preuve de cette action curative, car nous en avons basé l'expression sur l'exacte appréciation de faits cliniques irrécusables. Nous avons dit :

Presque constamment, quand un os ou une portion

d'os est plus volumineuse que cela n'a habituellement lieu, le placoplessisme fait constater qu'il est aussi moins dur qu'à l'ordinaire; c'est ce que l'on trouve dans les exostoses et les périostoses, et l'on observe un tel fait dans les cas où ces états pathologiques sont dus à une cause traumatique tout aussi bien que dans ceux où le virus syphiosique leur donne naissance.

Nous pouvons affirmer la vérité de cette observation, non-seulement en invoquant l'appui de l'observateur de génie qui le premier l'a formulée dans ses leçons, mais encore le témoignage de la jeune génération médicale qui a suivi soit à la Charité, soit à l'Hôtel-Dieu, les révélations du plessimétrisme et a pu constater avec nous, sur des malades atteints d'exostoses et d'ostéomégalie, l'exactitude du fait essentiellement pratique que nous venons de signaler.

Que de fois, en effet, n'avons-nous pas eu l'occasion d'observer de ces cas d'exostoses ou de tuméfaction d'un os, datant d'un temps plus ou moins long, et qui étaient accompagnées d'un degré de ramollissement très-marqué et facile à constater par le son et le tact malaxique qui étaient obtenus et qui contrastaient avec la matité sèche et sclérosique des os non altérés. Or, il a suffi, dans ces cas, d'administrer pendant quelques jours du phosphate de chaux porphyrisé pour que la tuméfaction de l'os diminuât d'élévation et de largeur, pour que le tissu osseux devînt plus solide et donnât lieu à des caractères plessimétriques normaux, enfin pour que les douleurs qui y avaient lieu cessassent de se manifester.

Récemment encore, une vieille femme syphiosémique et hypémique au plus haut degré, et qui était atteinte de syphiosidermie chronique, présentait, à la partie moyenne et antérieure de l'un des tibias, une saillie de plus d'un centimètre et dont l'étendue était de près de trois centimètres de largeur, sur plus de quatre centimètres en longueur. De vives douleurs y avaient lieu chaque nuit. En cinq jours, sous l'influence de l'administration du phosphate de chaux porphyrisé, du protoiodure d'hydrargyre et de l'iodure de potassium, la tumeur s'affaissa d'abord, puis disparut complétement. Avant l'emploi du sel calcaire, le son et le tact de la tumeur donnaient, au plessimétrisme, les sensations malaxiques ; trois jours plus tard les résultats de la médio-percussion étaient les mêmes sur les points malades que sur les autres points de la face antérieure du tibia. Cependant, la syphiosémie était bien loin d'être détruite, car les syphiosidermies persistèrent encore pendant plusieurs semaines ; circonstance qui porte à croire que l'extrême rapidité avec laquelle l'exostose se dissipa était due à l'action du phosphate de chaux, et non pas à celle du mercure ou de l'iode.

Que si on voulait rapporter au traitement dit antisyphilitique une guérison de l'exostose aussi prompte, nous répondrions que, dans un des cas très-nombreux où nous avons vu les affections des os se dissiper sous l'influence des mercuriaux et de l'iodure de potassium, cet heureux résultat n'a été obtenu qu'avec lenteur, tandis que, dans l'observation précédente, la curation a été extrêmement rapide.

Nous avons recueilli d'ailleurs beaucoup d'autres faits dans lesquels l'administration du phosphate de chaux, *alors que l'on ne faisait prendre au malade ni mercure ni iodure de potassium*, a décidé la question, puisqu'il s'agissait d'exostoses ou d'intumescences des os qui ont promptement cédé à l'emploi du sel calcaire porphyrisé.

Dans le second chapitre, à l'occasion du traitement des tumeurs vertébrales, etc., nous citerons plusieurs observations qui constatent l'efficacité étonnamment rapide du sel calcique dans les altérations de ces parties du système osseux.

Il nous semble que le plaidoyer que nous tentons en faveur du phosphate de chaux est des plus concluants pour prouver son action salutaire dans la plupart des affections dont les os sont susceptibles. Il doit détruire complétement les absurdes préjugés qu'on a essayés de réveiller à son préjudice. Une médication *raisonnée* qui s'arme de faits probants, tels que ceux que fournit quotidiennement l'expérience clinique, repousse sans difficulté toutes les tentatives de discrédit que l'esprit rétrograde ou les rivalités jalouses font pour l'exclure de la pratique. S'il existe des *médicaments spécifiques*, certes le phosphate de chaux a tout autant de droits à ce titre que peuvent en avoir le mercure contre la syphilis, le sulfate de quinine contre les splénomégalies ou les fièvres intermittentes.

Une des armes les plus puissantes dont se soient servi les détracteurs du phosphate calcaire pour s'opposer *quand même* à l'emploi de cet agent thérapeutique en médecine est la négation de son absorption possible et, par suite, de son assimilation en nature, négation fondée sur son insolubilité. C'est un bien misérable argument, si l'on songe aux résultats positifs et rapides qu'on obtient de son administration dans certaines ostéies. Et puis, sait-on bien au juste quels sont les œuvres et les moyens de ce laboratoire organique ou plutôt organisé qu'on nomme le tube digestif? Bien des phénomènes naturels de *cette chimie vivante* qui opère dans nos organes se passent à l'insu de notre entendement. Est-ce l'acide chlorhydrique qu'on trouve dans l'estomac, est-ce l'acide carbonique répandu dans l'angibrome et dans le sang veineux, est-ce tel ou tel autre liquide physiologique qui remplit, à l'égard du phosphate de chaux, le rôle de dissolvant pour favoriser ou plutôt pour permettre son absorption? *Nescio;* nous ne prétendons pas résoudre la question que nous croyons plus insoluble que le sel calcaire dont l'insolubilité est à peu près, du reste, le seul terme connu du problème.

Explique qui pourra comment le phosphate de chaux est dissous et absorbé; le *fait* de son assimilation n'offre aucun doute, cela doit suffire à ceux qui, comme saint Thomas, ne peuvent croire qu'à ce qu'ils ont vu.

Et d'ailleurs, alors même qu'on n'aurait pas pour preuves les effets de son administration, nous ne comprendrions pas encore qu'on pût être assez Pyrrhonien pour nier sa solubilité, quand on le confie aux élaborations de l'organisme. N'est-il pas à l'état de dissolution dans le lait, dans le sang, dans la salive? S'il en est ainsi, n'est-il pas évident qu'il existe, dans l'économie, des dissolvants qui jugent la question sans appel?

D'un autre côté, n'est-il pas prouvé que l'urine des individus atteints de ramollissement osseux, est chargée d'une quantité de sel terreux proportionnée à l'intensité de la maladie, c'est-à-dire à la déperdition de ce sel dans les os? et vraiment, avant que cette élimination ait lieu par la voie des urines, il faut absolument admettre que le sang, qui confie à cette excrétion les matériaux de cette élimination anormale, les emprunte à son tour au système osseux qui, en effet, s'en dépouille. Cet emprunt, cette sorte de résorption a-t-elle lieu sans dissolution préalable du sel excrété? évidemment non. Il y a donc des dissolvants du phosphate de chaux dans l'économie;

nous le répétons, et nous ajoutons qu'il est impossible qu'il en soit autrement, puisque ce sel est positivement absorbé et que son assimilation peut être constatée par le plessimétrisme, indépendamment de la disparition des symptômes que déterminait la lésion.

Nous n'avons pas à nous occuper des divers états pathologiques qui réclament l'emploi du phosphate de chaux; on sait son utilité dans le mal de Pott, dans la pneumophymie, dans la consolidation des fractures, etc., etc.

Il nous reste seulement à parler de son mode d'administration le plus favorable et de quelques autres moyens adjuvants dont il ne faut pas négliger le secours.

Le phosphate de chaux a subi, dans son mode d'administration, des variantes très-nombreuses. La corne de cerf, qu'on employait le plus ordinairement en poudre dans un véhicule quelconque, entre dans la composition de la décoction blanche de Sydenham et dans celle du contre-stimulant de James, comme dans les yeux d'écrevisses et les coquillages; c'est à la présence du sel calcaire qu'on doit attribuer l'action thérapeutique de ces substances tombées dans l'oubli.

Depuis l'époque déjà éloignée où Bonhomme (d'Avignon) a introduit dans la pratique médicale l'usage du phosphate de chaux pur, depuis surtout celle où M. le professeur Piorry a fait l'éloge et prouvé la vertu de ce précieux médicament, l'industrie pharmaceutique s'est enrichie d'une foule de produits plus ou moins ingénieux, tels que ceux où le phosphate de chaux se déguise sous la forme de bonbons, de chocolat, de semoule. D'un autre côté, les formules multipliées ne laissent rien à désirer sous le rapport du nombre. Le point capital est de choisir les meilleures, et c'est là la seule question qui puisse offrir de l'embarras. En général, ces formules tendent toutes à joindre au phosphate de chaux, soit de l'acide carbonique, soit de l'acide lactique, soit tout autre acide ou alcali, afin de favoriser la dissolution du sel calcaire, avec l'aide des ferments physiologiques des voies digestives. Il en est ainsi de la formule du docteur Kuchenmester qui ajoute au phosphate de chaux du carbonate de chaux et du sucre; il en est ainsi de presque toutes les autres.

Ce qu'il y a d'étrange, c'est que ces formules, qui ont pour seule préoccupation de solubiliser le sel calcique, se servent, en majorité, du phosphate de chaux officinal qui résulte, comme on sait, de la calcination des os, bien qu'il soit prouvé que ce composé est insoluble, et que, parmi les autres préparations du sel en question, ce soit la seule qui donne des résultats négatifs dans les expériences de digestions artificielles. C'est sans aucun doute ce mauvais choix qui a motivé les objections qu'on a faites à l'emploi du phosphate de chaux comme médicament.

M. le professeur Piorry, dont le puissant esprit d'analyse ne néglige aucun détail utile, aucun corollaire important de l'idée qu'il émet dans l'intérêt de la science ou des malades, et qu'il émet seulement alors qu'il l'a étudiée dans ses plus intimes replis, M. le professeur Piorry, disons-nous, l'auteur *des petits Moyens en médecine ou de la Médecine du bon sens,* a proposé d'administrer le phosphate de chaux tel que la nature nous l'offre dans les os eux-mêmes. Limer des os *frais* en poudre très-fine et prescrire cette limaille dans du lait ou du riz au lait, à la dose de 5 à 10 grammes par jour, est la seule manière dont il garantisse le succès; jusqu'à ce jour, elle a le mieux répondu à son attente, et elle fournit à l'activité médicatrice du phosphate de chaux les meilleures conditions pour qu'elle existe.

Lorsque l'affection des os qui réclame le secours du phosphate calcaire paraît due soit à la syphilis, soit aux tubercules, il est rationnellement indiqué de joindre à l'administration du sel le protoiodure de mercure ou l'iodure de potassium, et souvent l'un et l'autre, en ayant soin, dans ce cas, de ne pas confier ces deux produits à la même digestion.

Nous avons lu quelque part qu'on accusait la *médication* de M. Piorry de manquer de franchise, en ce sens que ce professeur invoquait *toujours* l'aide de l'iodure de potassium, et qu'il attribuait *toujours* au phosphate de chaux le mérite des guérisons obtenues par le concours simultané de ces deux agents thérapeutiques. Cette accusation manque elle-même de franchise, et qui plus est, de sens commun. Il n'est pas vrai d'abord que M. Piorry se serve *toujours* de l'iodure de potassium, et les guérisons obtenues sans le secours de ce médicament sont relativement aussi nombreuses que celles qui ont eu lieu sous l'influence combinée du traitement iodique et de l'emploi du phosphate de chaux.

Et, d'autre part, si le célèbre clinicien donne souvent l'iodure de potassium concurremment avec le sel calcaire, c'est qu'il a la certitude ou tout lieu de croire que les ostéies, qu'il traite par l'ingestion de ce sel, sont dues à une infection syphiosique ou tuberculeuse, et, qu'en luttant contre un des effets positifs ou probables de cette infection, c'est-à-dire contre la maladie osseuse, il veut aussi combattre en même temps la cause de cette organie. Passons. — Le reproche ou plutôt l'objection à laquelle nous venons de répondre ne vaut certes pas l'attention que nous lui avons accordée. Cette objection, on pourrait également nous l'adresser lorsque, avec M. Piorry, nous ordonnons aux malades dont la constitution l'exige, sans compter le phosphate de chaux, l'usage journalier de l'élixir Thermes, préparation ferrugineuse la plus assimilable que l'on connaisse, qui ne fatigue point l'estomac, et ne donne pas lieu à la constipation.

Notre honorable confrère M. le docteur Thermes, est parvenu à enlever au fer son action astringente par l'adjonction d'une certaine quantité de lactine et par la combinaison du citrate de fer, ainsi modifié avec le lactate du même nom, dans des proportions exactement définies; et il a pu ainsi conserver au fer ses propriétés thérapeutiques, tout en faisant disparaître son goût désagréable.

Il convient surtout de prescrire aux malades atteints d'ostéomalacie un régime essentiellement réparateur, une alimentation de nature à atteindre le but proposé, l'influence bienfaisante de la lumière, de l'aération, de la chaleur sèche, tous les agents, tous les moyens capables d'aider à la curation, en réparant non-seulement les os, mais encore en *fortifiant* tout l'organisme. Et nous ne nous arrêtons pas là *pour favoriser autant que possible les vertus curatives du phosphate de chaux,* en un mot pour guérir nos malades.

Pour si peu que cela soit nécessaire, nous conseillons, avec M. Bouvier, avec M. Duval, avec M. Guérin, avec M. Béchard fils, etc., ainsi que le fait lui-même M. Piorry notre maître, de recourir à l'orthopédie, à la gymnastique intelligente qu'on peut y joindre. Pour plus amples détails sur le choix, sur la forme, sur l'usage des divers appareils et procédés de redressement, le lecteur devra consulter les auteurs qui ont écrit sur cette question d'une manière toute spéciale. *Non est hic locus* d'en parler.

Nous terminons ce paragraphe par une remarque des plus utiles que nous avons entendu faire à notre illustre maître : c'est que tous les appareils destinés à rendre aux os et surtout à cette réunion d'os qu'on nomme le rachis, réunion dont la flexibilité naturelle se prête aussi bien au redressement qu'elle favorise les difformités, ne valent pas, dans beaucoup de circonstances, une volonté ferme de la part du malade dont on dirige l'action sur les muscles qui peuvent, par leurs contractions, redresser la colonne vertébrale en sens inverse de la déformation. Nous avons mainte fois constaté, par le plessimétrisme, que ce mouvement, sollicité par la volonté du malade et dirigé par l'intelligence du médecin, opérait un redressement instantané et tel que les meilleurs corsets n'auraient pu le produire qu'à la longue et beaucoup plus imparfaitement.

Plusieurs succès, dus à l'orthorachitopisme ou redressement normal de la colonne vertébrale, nous ont prouvé qu'avec une résolution vigoureuse et persévérante, beaucoup de *rachitiques* pourraient se passer d'appareils redresseurs et arriveraient peu à peu à corriger, sinon toujours complétement, du moins en grande partie, la déformation dont ils sont *affligés*.

Les nombreux faits cliniques ayant conduit M. le professeur Piorry à constater l'immense utilité de l'emploi du phosphate de chaux dans le ramollissement des os, il a été naturellement porté à utiliser ce médicament dans les tumeurs du rachis quelle qu'ait été leur nature.

Voici en terminant ce livre quelques observations, qui justifient en tout point la manière de voir du savant professeur de l'Hôtel-Dieu, relativement à l'influence du phosphate de chaux sur la curation des maladies des os.

Les faits suivants ont été recueillis par mon excellent ami M. Ramond, et insérés dans la *Gazette des Hôpitaux* et dans le *Courrier médical;* je dois à son extrême obligeance le résumé de ce travail.

Ire Obs. J. P., âgé de quarante-cinq ans, cordonnier, reçut en 1864, dans une rixe, un coup violent dans la région lombaire; trois mois plus tard, il se laissa tomber du haut des fortifications de Paris, et resta sur place sans mouvement et sans connaissance. Depuis ce temps, il n'a cessé de ressentir des douleurs dans la région des reins, et pendant six mois il marcha difficilement et fut forcé de garder le lit.

Entré à la Clinique le 18 avril 1864, il éprouvait dans la région lombaire des douleurs intenses. Les membres inférieurs étaient insensibles et presque paralysés. La médio-percussion fit trouver au niveau de la partie douloureuse du rachis une matité anormale s'étendant de 5 centimètres en hauteur sur 6 centimètres 5 mill. de largeur; les corps des vertèbres tuméfiées donnaient au doigt la sensation de ramollissement. La limitation de la tumeur fut tracée par l'azotate d'argent. Il en fut ainsi de la circonscription des reins portés plus en dehors de la colonne rachidienne que cela n'est ordinaire. — Le traitement fut celui-ci : repos alternant avec le plus d'exercice possible; phosphate de chaux porphyrisé à la dose de 10 grammes matin et soir; iodure de potassium; — alimentation réparatrice; — propreté extrême. Six mois après, J. P. reprit les travaux de sa profession.

IIe Obs. La femme F. B., âgée de trente ans, éprouva, en soulevant un meuble, un craquement dans la région lombaire; aussitôt elle ne put marcher, et quinze jours après elle ressentit un engourdissement dans les jambes, puis de la difficulté et presque de l'impossibilité à évacuer l'urine et les scories. Ces accidents persistaient encore trois ans après. M. Piorry constata par le plessimétrisme une célie rachidienne à la région lombaire; cette tumeur avait 4 centimètres de diamètre sur une hauteur à peu près semblable. Pendant trois mois, cette malade prit par jour 10 grammes de phosphate de chaux porphyrisé, 1 gramme d'iodure de potassium matin et soir; le régime réparateur, le repos et les autres moyens indiqués précédemment furent employés pendant trois mois. La tumeur diminua très-grandement d'étendue et de matité. La femme F. B., alors rendue à sa santé et à ses travaux, sortit de l'hôpital de la Charité.

IIIe Obs. Mme X. fut frappée avec force par un fagot qui lui tomba sur la nuque; des douleurs névriques violentes se déclarèrent au cou, s'étendirent au bras, persistèrent pendant huit mois, ainsi qu'une notable difficulté à respirer. M. Piorry, alors consulté, constata l'existence d'une rachisocélie considérable occupant le cou et les premières vertèbres du dos; le rachis était sur ces points légèrement dévié; la colonne présentait sur les points malades près de 2 centimètres de plus que dans le milieu du dos. Le même traitement que dans les cas précédents, continué pendant deux mois, et de plus des frictions avec la teinture d'iode étendue de neuf parties d'eau, faites matin et soir sur la rachisocélie, ramenèrent en deux mois la malade à la santé et firent cesser les douleurs.

IVe Obs. M. Gr., de Pontoise, âgé de trente-neuf ans, exerce une profession qui l'oblige à rester debout la plus grande partie du jour. Pendant quinze ans, il a très-bien supporté la position droite du corps; mais depuis une année les choses ont changé, des douleurs ont apparu dans la région lombaire et se sont prononcées avec d'autant plus de force que la station a été plus prolongée; depuis lors, leur intensité est allée toujours croissant; les membres se sont affaiblis, et depuis deux mois le malade se tient très-péniblement debout. Les douleurs ont leur siége à la région lombaire, et leur apparition a lieu quand M. Gr. se tient sur ses jambes, tandis qu'elles cessent lorsqu'il est assis. Au niveau des dernières vertèbres dorsales, le rachis, mesuré avec le plessimètre, présente une largeur de 4 centimètres; si on le dessine dans la région lombaire, il paraît manifestement augmenté de volume dans une hauteur de 7 centimètres; la tumeur mesurée transversalement présente au milieu le diamètre de 6 centimètres; le rachis a donc sur ce point 2 centimètres 5 mill. Les douleurs ont leur siége précis au niveau de la tumeur, et ne montent pas plus haut; elles s'irradient suivant la direction des nerfs lombaires. Les prescriptions qui ont été mises à exécution ont été les mêmes que dans les cas précédents et, en quelques semaines, ont amené la curation du mal.

Ve Obs. M. C., israélite, a fait la campagne de Crimée; à la prise de Malakoff, il mérita et obtint la décoration; âgé de trente ans, sa constitution était excellente. Il se livra avec emportement aux excès vénériens; bientôt, il éprouva une vive douleur dans les régions lombaire et sacrée; survint ensuite une anévrysmie complète. Plusieurs médecins consultés crurent à l'existence d'une simple myelite, qu'ils traitèrent par des évacuations sanguines locales, des cautères et des vésicatoires. Ces moyens furent complétement inutiles; des escarrhes se déclarèrent au sacrum; la vessie, distendue par l'urine qui y séjournait, fut atteinte d'une phlegmasie de la membrane muqueuse, avec sécrétion pyoïde (catarrhe vésical). Le cas paraissait être au-dessus des ressources de l'art. Il n'en fut pas ainsi. M. Piorry, appelé après plusieurs mois de maladie, examina avec un soin extrême la colonne rachidienne. Il constata au niveau de la dernière vertèbre dorsale et de la première lombaire une tumeur considérable du corps et des masses apophysaires de ces os; de là partait une douleur vive qui s'irradiait à la partie supérieure des nerfs sciatiques. La moelle souffrait donc consécutivement à la célie rachidienne, lésion dont on détermina la circonscription, et dont le dessin fut recueilli ; l'anévrysmie de la moitié inférieure du corps, celle de la vessie, du rectum, suivies elles-mêmes de l'excrétion de l'urine par regorgement et de l'évacuation involontaire des scories, étaient les effets de cette tumeur. La santé générale du malade n'était en rien altérée, mais des escarrhes se déclaraient à la région sacrée. Le traitement de ce malheureux *fut d'abord le même que dans les cas précédents;* mais il fallut combattre les nombreuses organies coïncidantes ou consécutives à la rachisopathie.

On vida la vessie plusieurs fois par jour, et l'on prit le soin d'évacuer par les injections le pus qui y séjournait; le rectum fut lavé par des lavements aqueux et stimulé par des purgatifs (séné et sirop de nerprun); des soins de propreté extrême furent pris; on pansa les escarrhes du malade avec l'alcool, le sel marin et la créosote; puis on recouvrit les parties mortifiées de diachylum étendu sur la soie; on donna des boissons à hautes doses pour rendre l'urine moins excitante. Le régime fut réparateur; on insista surtout sur le phosphate de chaux et l'iodure de potassium; des mouvements furent provoqués dans les membres inférieurs; on dirigea fréquemment un courant d'électricité par induction, du rachis aux nerfs des pieds. Or, il y eut ici un succès inespéré, et que la reconnaissance du malade ne couronna pas. En huit jours, la tumeur diminua de plusieurs centimètres et les os durcirent; en un mois, la colonne avait presque repris son volume normal; en même temps, et peu à peu, les membres inférieurs, la vessie, reprirent leur sensibilité et leur mouvement; le rectum ne retrouva son action que plusieurs; semaines après; le catarrhe vésical disparut; les organes génitaux eux-mêmes reprirent leurs fonctions; la dermopathie sacro-coccygienne guérit. Bientôt le malade put marcher avec des béquilles, puis avec une canne, et bientôt M. Piorry le rencontra sur la place de la Bourse, se promenant sans soutien aucun. Cette observation me paraît être l'un des cas les plus remarquables de guérison que possède la science.

VIe Obs. Une petite fille de sept ans perdait ses forces, ne se tenait plus sur ses jambes, était pâle et souffrante. La mère consulta M. Piorry, qui fit entrer en 1866 ces deux personnes malheureuses à l'Hôtel-Dieu, dans la salle Saint-Bernard, n° 12 de la crèche. Les chairs de l'enfant étaient flasques, la peau blafarde; cependant les organes thoraciques et abdominaux ne présentaient aucune trace de lésion; mais à la région dorsale de l'épine, près des lombes, on voyait une célie très-saillante, remarquable par son étendue, sa matité et son épaisseur considérable. On dessina et l'on mesura la tumeur. L'enfant prit par jour, pendant plusieurs semaines, de 5 à 10 grammes de phosphate de chaux porphyrisé et de l'iodure de potassium. Dans les quatre ou cinq jours qui suivirent la première prescription de ces moyens, il y eut une diminution de plus de

1 centimètre dans la largeur et la hauteur de la rachisomégalie. L'enfant se tint bientôt beaucoup mieux sur ses jambes; il devint moins criard, et après un mois de traitement, à peine la saillie qui était en arrière existait-elle. Le rachis avait repris, ainsi que les mouvements, les conditions de l'état normal. — La mère et l'enfant sont rentrés un an après à l'hôpital pour une maladie de cette femme. La paralysie n'existait plus, la santé était excellente; il ne restait qu'une saillie médiocre de deux épines des vertèbres dorsales qui avaient été malades.

VIIe Obs. La femme R., âgée d'à peu près trente ans, entra le 22 octobre 1862 à la clinique de l'hôpital de la Charité. Elle était atteinte d'une rachisocélie de la région dorsale qui fut traitée par le phosphate de chaux, l'iodure de potassium et le repos; l'électricité par induction fut en même temps dirigée chaque jour de la colonne vertébrale aux membres inférieurs qui étaient paralysés. En quelques semaines, la tumeur de l'os et l'anévrysmie disparurent. Depuis cette époque, la femme R. se porta assez bien, jusqu'en 1866, pour se livrer aux occupations de son ménage et à ses travaux de couture. Après avoir éprouvé de mauvais traitements, avoir souffert de la misère et reçu un coup violent dans la région de la colonne vertébrale correspondante à celle où la tumeur avait existé, la paralysie récidiva, à ce point que les mouvements des jambes étaient presque impossibles. La malade entra presque immédiatement à l'Hôtel-Dieu, dans le service du médecin qui l'avait guérie à la Charité (salle Ste-Agnès, n° 6). Le professeur Piorry, ne constatant pas d'autre lésion de l'os qu'une légère saillie des apophyses épineuses des vertèbres autrefois malades, ne trouvant pas par le plessimétrisme d'augmentation ni dans la largeur ni dans l'épaisseur des points assez douloureux où le coup avait été porté et où autrefois avait existé le mal, admit que les os n'étaient pas malades; qu'il s'agissait seulement d'une lésion, et en conséquence il se borna à prescrire des frictions, des cataplasmes et l'immobilité de la colonne vertébrale. En quelques jours, la paralysie se dissipa, ainsi que la douleur.

VIIIe Obs. R., âgé de quarante-deux ans, d'une bonne constitution, n'offre rien dans ses antécédents qui puisse se rattacher à l'affection actuelle qui date de deux ans. Dans l'été, à la suite d'un bain de rivière, dans lequel il s'était endormi pendant quelques instants, il ressentit, presque aussitôt après sa sortie du bain, un engourdissement de la jambe gauche qui aurait été en augmentant jusqu'au commencement de l'hiver suivant, époque à laquelle son pied gauche devint complétement insensible. Il avait ordinairement la main blanche, et à mesure que l'insensibilité du pied se développa davantage, la main devint rosée, comme si le sang qui abandonnait le pied eût reflué vers le membre supérieur. Cependant, le malade, pendant les quatorze mois qui suivirent le bain à la suite duquel avait débuté son affection, put ne pas interrompre ses occupations. Au bout de ce temps, l'anestésie s'était étendue à toute la jambe gauche ; il fut forcé de prendre des occupations sédentaires. Mais sa situation s'aggravant de plus en plus et se compliquant d'une incontinence d'urine et de matières fécales de plus en plus prononcée, il dut renoncer à tout travail et, ne pouvant plus du tout marcher, se condamner à un repos absolu. C'est après deux mois de cet état qu'il fut admis à l'hôpital de la Charité.

Ce malade n'éprouvait aucune douleur dans la

région lombaire; cependant, le plessimétrisme nous fit constater une matité exagérée à la hauteur des deux dernières vertèbres dorsales; cette matité comprenait un espace de 6 centimètres de hauteur sur 5 de large. Au niveau de la matité, il y avait augmentation de volume et ramollissement des corps vertébraux. Toutes les autres fonctions s'exécutaient bien; le malade avait de l'appétit, du sommeil, la respiration et la circulation étaient normales.

On le soumit à l'usage du phosphate de chaux, on employa la faradisation pour combattre la paraplégie. Le malade, après un laps de temps assez court, commença à sentir le frottement de sa chaussure sur les orteils. Depuis, l'amélioration progressa d'une manière continue; le rachis reprit ses dimensions normales, et les symptômes du mal finirent bientôt par disparaître complétement.

— Voici une observation que j'ai moi-même recueillie à l'Hôtel-Dieu, et que j'ai publiée dans *la Gazette des Hôpitaux,* en 1865.

B., d'une constitution robuste, âgée de vingt-neuf ans, a ressenti pour la première fois, il y a six mois, dans la région des reins, des engourdissements et des picottements; les jambes, surtout la gauche, lui parurent plus pesantes qu'à l'ordinaire; la marche devint, en outre, difficile. L'inspection du rachis fit constater, vers la deuxième et la troisième vertèbre lombaire, une saillie assez apparente des apophyses épineuses, tandis que les épines, au-dessus et au-dessous, ne présentaient pas d'apparence semblable. Le plessimétrisme, pratiqué exactement sur le point correspondant, y trouva une matité et un défaut d'élasticité plus évident que dans les parties supérieures et inférieures des vertèbres. M. Piorry ayant dessiné, avec un soin extrême, à l'aide de la médio-percussion, le rachis au niveau de cette région, il a été possible de constater que les points où les apophyses épineuses faisaient saillie offraient une largeur de près de 1 centimètre de plus qu'au-dessus et qu'au-dessous de ces parties. Les autres vertèbres ne présentaient aucune augmentation de volume. Or, précisément sur la partie du rachis dont il s'agit, il y avait au palper et au plessimétrisme, et cela dans l'étendue de 6 à 7 centimètres, une augmentation marquée dans la sensibilité et une douleur assez vive. Quand on percutait directement sur cet espace, il se manifestait des mouvements spasmodiques qui, suivant la malade, la faisaient *sauter*, surtout dans les extrémités inférieures et principalement à gauche.

Les jambes étaient très-faibles. A peine la malade pouvait-elle exécuter quelques pas; elle était incapable de se soutenir.

Les autres organes étaient exempts de toute lésion appréciable.

Le traitement que M. Piorry prescrivit fut le suivant : iodure de potassium, phosphate de chaux, repos et régime réparateur.

Après quinze jours de traitement, tous les symptômes se dissipèrent peu à peu, et au bout de deux mois tous les accidents éprouvés par la malade disparurent.

— Enfin, l'observation suivante a été recueillie, dans le service de la Faculté, par deux de mes collègues : MM. Decoux et Blet, aides de clinique.

G......, tourneur en os, se tenant habituellement debout, est âgé de quarante ans; tout à coup, il a ressenti, le 1er janvier 1866, et au moment où il faisait des efforts pour mettre des bottines, une très-vive douleur dans la fesse et dans tout le membre inférieur gauche. Une souffrance du même genre, mais plus légère, était survenue il y a trois ans du même côté et sans cause connue; l'électricité, des douches sur le trajet des nerfs sciatiques, des injections sous-cutanées, etc., furent prescrites. Trois mois après, le malade était sorti de l'Hôtel-Dieu, ne conservant qu'une légère faiblesse du membre douloureux. A la suite de l'accident dont il vient d'être parlé, la douleur sciatique de la cuisse, de la jambe gauche et de la fesse reparut avec violence. Entré à l'Hôtel-Dieu le 15 janvier 1866, G..... était atteint d'une souffrance vive que provoquait la percussion, et qui commençait à la hauteur de la dixième vertèbre dorsale et devenait très-vive au niveau de la douzième. Cette souffrance se prolongeait à gauche, vers la fesse, la cuisse et jusqu'au pied. Chose remarquable, toutes les fois que l'on percutait sur les points endoloris, il se manifestait, dans presque toute l'étendue du membre inférieur gauche, une myosipallie ou une contraction spasmodique involontaire et brusque. On reconnaissait par l'inspection et le toucher une saillie à gauche de l'apophyse épineuse de la douzième vertèbre dorsale. Le plessimétrisme démontra bientôt que le rachis présentait un élargissement et un épaisissement du corps de cette même vertèbre. Le traitement par le phosphate de chaux, l'iodure de potassium a été sur-le-champ commencé. On ignore quels seront ses résultats (1).

Le dessin plessimétrique du mal a été relevé avec beaucoup d'exactitude par M. Meyer.

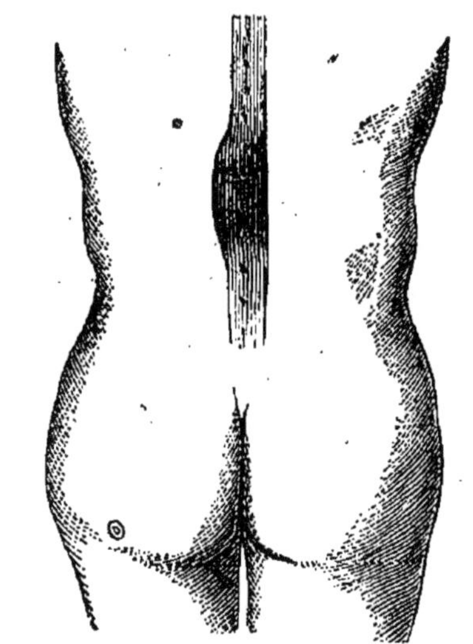

Rachisocélie, dessinée par M. Meyer.

Ce fait est surtout intéressant au point de vue de l'existence d'une rachisocélie à gauche que l'on avait prise d'abord pour une névralgie simple des

(1) Nous avons eu l'occasion de voir ce malade dans ces derniers temps, et sa guérison paraît devenir certaine.

nerfs grands et petits sciatiques du même côté, pour l'influence de la station prolongée (la profession de cet homme exigeait qu'il fût constamment debout), et surtout pour l'influence que la percussion du rachis et de la moelle avait sur les mouvements convulsifs du membre où la douleur avait son siége.

FIN.

TABLE.

Paris. — Imp. Divry et Ce, rue Notre-Dame des Champs, 49

www.ingramcontent.com/pod-product-compliance
Ingram Content Group UK Ltd.
Pitfield, Milton Keynes, MK11 3LW, UK
UKHW020329230726
13925UKWH00002B/695

9 782014 067972